# 머 리 말

비단 우리 뿐만 아니라 지구 전체가 부글부글 끓고 있다. 어느 한구석 조용하고 편안한 곳이 없다. 좋게 표현하면 변화와 발전의 시대라고 할 수도 있겠으나 바꾸어 표현하면 수라투쟁(修羅鬪爭)의 세상이라고도 할 수 있겠다.

이와 같은 변전무쌍한 세태는 번뇌에서 시작되며, 번뇌는 권세, 명예, 부(富)의 추구로 사람들을 몰아 넣는다. 거기에다 한 가지 욕망이 더 추가되는데, 육체적인 향락을 위한 체력을 건강이라는 미명(美名)아래 찾아 헤매이고 있는 것이다.

사람의 생명을 순전히 물질적인 육체의 현상이라고 본다면 생명과 건강을 좌우하는 방법도 오로지 물질에서 찾아야 할 것이다. 그러나 육체는 마음과 정신의 나타남에 불과하며 '심자일체지주(心者一身之主;마음이 내 몸 전체의 주인)'이기 때문에 건강법도 육체만 보해 주어서는 이룩될 수 없다고 옛 선인(先人)들은 갈파하고 있다.

따라서 '口腹을 養함은 養의 下요 体軀를 養함은 養의 中이요 心志를 養함이 養의 上이니라.'가 진리인 것이다.

그러나 오늘날 세태를 보면 마음과 정신을 바로 잡으려는 노력은 무시한 채, 입으로 먹어 배를 채우는 보약이나 식보를 숭상하고, 운동으로 육체 근육만 발달시키는 것으로서 건강법이라고 생각하고 있으니 안타까운 노릇이다.
　건강은 육체, 정신, 사회 적응의 세 가지가 균형있게 조화(調和)를 이루고 있는 상태를 말하는데 오늘날의 건강은 오로지 육체만의 향락을 목표로 하고 있어 별의별 건강법이 우후죽순처럼 나타나고 있으니 사람들은 경황을 차릴 수 없이 우왕좌왕하고 있다. 따라서 '인간의 행위는 즉흥(卽興)의 연속이며 인생은 우연에서 우연으로 헤매이고 있다.'라는 어느 문인의 글귀가 실감을 자아내는 것이다.
　생명이 결코 물질의 집합체인 육체만이 아니며 마음과 정신이 있다는 것을 생각하면 생명처럼 신비한 것이 없다. 그러므로 헤아릴 수 없이 많은 인연에 의하여 이 세상에 태어난 문자 그대로 '일기일회(一期一會)'의 인생인 것을 생각하여 건강이나 생사(生死)에 구애되지 말고 각자의 뜻깊은 인생을 살아야 하겠다.
　철학자 데카르트는 '순화(純化)된 정신을 지니고 있으면 인간은 30세 이후에는 의사가 필요없게 된다.'고 하였고 옛날 선승(禪僧)들은 병사가 아니고 자연사한 사람이 많았다는 글을 읽을 때마다 부러움을 느낀다.
　또한 필자가 좋아하는 글귀 가운데 '상의치미병(上醫治未病)'이라는 말이 있는데 가장 으뜸가는 명의는 아직도 생기지 않은 병을 다스린다 라는 뜻이다. 무슨 병이건 느닷없이 생기는 것이 아니라 모두다 원인이 있어서 생긴다. 병이 그렇게 해서 생기는 것이라면 그렇게 하지 않는 것이 병이 생기지 않도록 하는 건강법이 아니겠는가. 그와 같은 진리를 가르치는 사람이 가장 으뜸가는 '上醫'이지 병이 생긴 다음에는 이미 때가 늦으며 치료를 한다고 하여도 완전한 원상복구는 되지 않는다.

'건강과 장수의 비결은 만드는 것이 아니라 지키면 된다.'라는 말도 진리라고 생각하고 있다.

이런 저런 생각을 지니고는 있으나 갈피를 잡지 못하고 있는 필자를 어떻게 보았던지 월간·불광(佛光)지가 소중한 지면을 할애하여 건강론을 쓰라고 하였다. 그래서 연재하였던 것을 모아 엮은 것이 이 책이다. 원래 똑똑하고 일관된 저술이 되려면 단숨에 전작(全作)을 뽑아 내야 하는데 몇 해에 걸친 연재물들이다 보니 전후가 중복도 되고 또는 당착도 생겨서 횡설수설이 되어 버렸다. 그러나 병이 생긴 것을 어떻게 치료하느냐가 아니라 어떻게 하면 병이 생기지 않느냐를 읊으려고 한 것만은 감득하실 수 있을 것으로 믿는다. 다듬지 못한 거친 구절도 많을 것이므로 친절히 교정을 베풀어 주시기를 아울러 부탁드린다.

'학문에는 왕도(王道)가 없다'라는 말이 있듯이 건강법에도 특별한 비결이란 있을 수 없다. '心身一如'의 경지가 되어 과식(過食)·과음(過飮)·과색(過色)을 자제할 수 있는 것이 바로 건강법이다.

「佛光」지는 불교의 진리를 통하여 창조적인 생활인을 위한 수준 높은 교양지라는 것을 알고 있다. 앞서 언급한 바와 같이 선승(禪僧)은 병사(病死)가 아니고 자연사한 사람이 많으며 좌선한 채로 또는 선 채로 대왕생을 이룬다는 말을 들었다. 내관(內觀)에 의하여 몸과 마음에 걸쳐서 깊이 자기를 들여다 보면 심신양면을 스스로 조절할 수 있는 능력이 증대되기 때문 아닐까. 부러운 생각마저 든다.

그와 같은 진리를 통달하고 있는 「佛光」지에 필자의 짧은 글을 장기간 연재해 주셨을 뿐아니라, 이렇게 다시 취합하여 단행본으로 발행하여 주신 데 대하여 무어라고 감사드려야 할지 모르겠다.

1994년 盛夏에 甘雨를 苦待하며

洪 文 和

목차

제1장
# 알아두어야 할 건강 상식

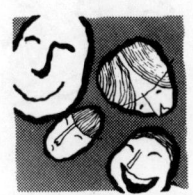

건강이란 13

건강 20

두뇌와 건강 27

생활습관병(生活習慣病) 32

담배 끊는 법 39

건강 음주법 44

〈계절별 건강 체크〉

이른 봄과 춘곤증 52

여름철 건강관리 56

가을철 건강관리 61

겨울철 건강관리 69

제2장
# 사람은 혈관과 더불어 늙는다

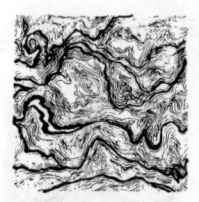

현대인의 성인병 79
성인병은 왜 생기는가 85
성인병의 위험인자(因子) 91
성인병과 건강검사 97
당뇨병의 기본 개념 101
당뇨병의 증상과 치료법 107
사람은 혈관과 더불어 늙는다 115
콜레스테롤과 성인병 121
동맥경화증과 고혈압 127
왜 우리나라에 간암(肝癌)이 많은가 135
성격과 성인병 140
성인병 시대를 사는 지혜 147

제3장
# 어떤 병에 어떤 증상이 일어나는가

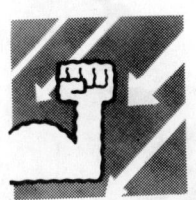

병은 원인이 있어 생긴다 161
병의 인과론(因果論) 168
어떤 병에 어떤 증상이 나타나는가 173
건강의 근본은 위장이 튼튼해야 한다 180
가슴이 뛰고 숨가쁜 증상 186
신경성 병 191
모든 병은 스트레스에서 197
스트레스 예방법 205
자율신경실조증(自律神經失調症) 211
감기는 병이 아니고 위험신호 216
관절염 222

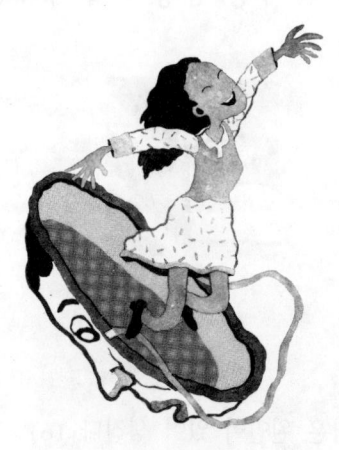

불면증 225
돌연사와 과로사 229
기형아 출산의 원인 232
여성의 갱년기 장애 235
병은 순리대로 고쳐야 한다 239
병을 고치는 것이 아니라 환자를 고쳐야 한다 245
병과 마음 251

# 제1장
# 알아 두어야 할 건강상식

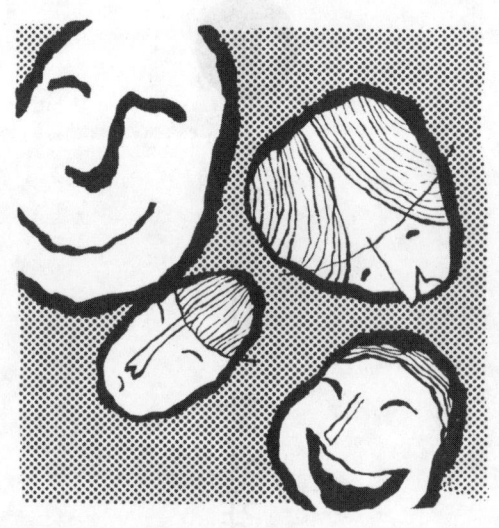

# 건강이란

사람은 스스로 태어나고 싶어서 태어나는 것도 아니요, 병들고 늙어서 세상을 떠나야 하는 것도 자기의 뜻에 의하여서가 아니다. 인생에 있어서 그와 같은 무상(無常)한 변화는 그대로 받아들여야 하는 것인데, 그렇게 되지 않으려고 욕심을 내니까 고민이 생기고, 고민이 쌓이면 병이 생기는 것이다.

절대적인 기아(饑餓)상태도 문제이지만 하루 세 끼 식사를 하고도 욕심이 생겨서 무엇을 먹으면 건강할까, 무슨 보약을 먹으면 정력이 절륜하게 되고 장생불로할 수 있게 될까 하는 등 헛된 생각을 하는 것도 잘못이다. 우리 옛 속담에 "나랏님 약 없어 죽었나."라는 말이 있다. 아닌 게 아니라 전 세계 왕후장상(王侯將相)이나 돈많은 사람이라고 해서 병들어 죽지 않은 사람이 어디 있는가.

사람이 살아서 활동한다는 것은 무엇인가를 구(求)하는 것이 있기 때문인데, 올바른 것을 구하여야지 구해도 되지 않을 것을 구하려고 허덕이다가 올바른 인생도 없고, 진정한 건강도 있을 수 없다.

여기서 석가모니께서 태자 때에 드디어 출가를 단행한 역사를 되돌아 볼 필요가 있다. 우리는 비록 세속에 매여서 모든 관계를 다 끊을 수는 없지만 되도록 부질없는 소망으로 몸과 마음에 번뇌를 일으키지 말아야 할 것이다.

철학자 데카르트는 "순화(純化)된 정신을 지니고 있으면, 인간은 30세가 되면 의사가 필요없게 된다."고 하였다. 또 옛날 선(禪)의 고승(高僧)들은 병사(病死)가 아니고 자연사한 사람이 많으며, 좌선(坐禪)한 채로 또는 입위(立位)한 채로 대 왕생을 이룬 분들도 많다. 선(禪)에서는 내관(內觀)을 중요시하며 그것을 통하여 물심양면에 걸쳐서 자기가 깊이 들여다 보이게 된다고 한다.

자기의 내적(內的)인 것에 대한 감각이 맑아지면 몸과 마음이 자기가 조절할 수 있는 경지에 도달하게 되는 것이 아닐까. "과식(過食)·과음(過飮)·과색(過色)을 자제할 수 있는 능력이 신통력(神通力)이다."라고 하는 말도 있다. 젊었을 때는 혈기와 욕망 때문에 자제하기가 힘들어 병이 생기지만 30이후에는 자제력이 생기기 때문에 병이 생길 이유가 없다는 것이다. 다시 한번 강조하거니와 건강하기 위해서는 무엇보다도 먼저 무상(無常)을 깨닫고 부질없는 욕망에 집착하지 말아야 한다.

"기(氣)가 뭉치면 생명이요, 기가 흩어지면 죽음이다." 라는 말이 있듯이, 인연이 합쳐지면 태어나고 인연이 끝나면 이 세상을 떠나야 하는 것이 인생이라는 것을 느낀다면 무엇 때문에 아옹다옹 집착하겠는가.

● 생명은 과학에 앞서는 존재

"과학이 없는 종교는 장님이며 종교가 없는 과학은 절름발이 이다."라는 말을 아인슈타인 박사가 하였다.

전연 과학적 근거가 없는 건강법이나 치료법도 의심스럽지만 100퍼센트 과학적인 건강법이나 치료법도 지겨운 것이다. 과학이 물질세계에 대해서는 정확하게 들어 맞지만 생명현상에 대해서는 과학만으로는 해결되지 않는 부분이 있다. 사람은 육체적 존재인 동시에 정신적 존재이기도 하기 때문에 물질을 지배하는 법칙만으로는 해결이 되지 않는다.

봄이 되면 산이나 들에 이름 모를 꽃들이 순서대로 피어나고, 소녀들도 나이가 되면 본인의 의사와는 관계없이 생리가 시작되는 것이 자연의 섭리인 것이다. 요즘 반도체(半導體)의 IC회로에 의하여 자동적으로 작동하는 기계들이 놀랍게 발전되어 가고 있다. 그렇다면 좁쌀 한 알만한 크기도 안 되는 꽃씨를 뿌리면 싹이 나고 아름다운 꽃이 피는 것은 꽃씨 속에 무슨 IC회로 장치가 들어 있기에 흙물을 빨아 올려서 꽃을 합성해 낸다는 말인가.

생명은 과학 이전의 존재이기 때문에 산천초목과 동물들은 모두 저절로 나서 저절로 자라고 있다는 것을 알 필요가 있다. 그런데 유독 사람만은 자기의 욕심대로 자연을 왜곡시켜서 자연의 섭리가 아닌 인공적인 생활을 하려고 하는 데에 병통이 있다고 할 수 있다. 현대인은 과학이나 생명이나 건강에 대해서도 만능인 줄 과신하고 자연의 섭리를 무시하는 데서 모든 병이 생기고 타고난 수명을 다하지 못한다는 것을 깨달을 필요가 있다.

생명을 주재하는 자연의 섭리가 있다는 것을 망각하면, 생명과 건강은 오로지 자기 스스로의 힘에 의하여 지탱되는 것으로 생각하기 때문에 현대인은 모두 생명과 건강에 대해서 불안감을 지니고 있다. 이와 아울러 과학만능의 의학은 환자를 보지 않고 병만을 다루게 되며 인체를 마치 기계를 뜯어 고치는 식으로 생각하게 된다. 병은 어떤 사소한 것이라도 전인적(全人的)으로 치료되어야 한다는 것이 점차 뜻있는 사람들에 의하여 주장되어 가고 있다.

● 건강의 의미

인생에 있어서 소중한 것이 여러 가지가 있지만 그중 단 한 가지 가장 중요한 것이 무엇이냐고 한다면 누구나 서슴지 않고 건강이라고 할 것이다. "재산을 잃는 것은 조금 잃는 것이요, 명예를 잃는 것은 많이 잃는 것이요, 건강을 잃는 것은 모두 다 잃는 것이다."라는 말도 그런 뜻에서 생겼을 것이다. "삼정승 부러워 말고 내 한 몸 튼튼히 가져라." 하는 우리의 속담도 있다.

부자 중에서 진정한 부자는 건강을 가진 사람이다. 자유는 모든 사람이 원하는 바이지만 건강이 없이는 자유가 없다. 건강이 없이는 조국에 충실한 국민이 될 수도 없고 좋은 아버지, 좋은 아들, 좋은 형제, 좋은 남편, 좋은 이웃이 되기 어렵기 때문이다. 그러므로 모든 사람이 건강을 원하고 있다. 인생에 있어서 가장 어리석은 일은 어떤 이익을 위하여 건강을 희생시키는 일이다.

그와 같이 소중한 건강이란 도대체 어떤 상태를 뜻하는 것이냐를 아는 것이 필요하다. 어떤 것인지를 분명히 알아야만 건강을 찾을 수 있을 것 아닌가.

오늘날 우리나라 사람들이 건강에 대한 관심을 많이 갖게 된 것은 좋은 일이다. 하지만 이렇게 찾아헤매는 건강이 과연 어떤 것이냐에 대해서는 분명하게 아는 사람이 적다. 목표에 도달하려면 목표를 분명하게 알아야 할 것이 아닌가.

흔히 말하기를 "건전한 정신은 건전한 신체에 머문다."라고 하여 신체의 건강이 건강의 기본이라고 하는 사람도 있다. 또 이와는 반대로 "건강한 육체는 건전한 마음의 생산물이다." "건강은 신체의 문제가 아니라 마음의 문제이다."라고 주장하는 사람도 있다.

이와 같은 주장들이 모두다 일리가 있지만 "건강이란 병들지 않은 상태라는 것만이 아니라 언제나 앞을 향하는 자세로 활동할 수 있는 몸과 마음을 가진다는 것이다."라고 종합적으로 말할 수 있을 것이다.

우리가 흔히 인용하는 "건전한 정신은 건전한 육체에 깃든다."라는 말은 로마시대의 시인 주베날리우스(Juvenalius)의 "Mens sana in corpore sano."라는 말에서 나온 것이라고 되어 있다.

그런데 근래에 와서 인용이 잘못되어 있다고 지적되고 있다. 주베날리우스의 말은 앞부분이 좀더 앞부분이 있으며 "Orandumest ut sit mens sana in corpore sano."가 완전한 것이라는 것이다. "건전한 육체에 건강한 정신이 깃들도록 기도하여야 할 것이다."라는 뜻이다. 어느 시대나 마찬가지이지만 육체는 늠름하면서도 정신이 건전하지 못하여 못된 짓을 하는 사람들이 많은 것을 한탄하여 저와 같이 건장한 육체에 건전한 정신이 아울러 있으면 얼마나 좋을까 하는 소망의 말을, 앞 부분을 빼고 일부분만 번역을 하였기 때문에 건강에는 정신보다도 육체가 더 중요한 것처럼 표현되어 오해의 소지가 있다는 것이다.

### ●건강은 종합적인 것

세계보건기구(WHO)가 제정한 건강의 정의를 되새겨 볼 필요가 있다.

"건강이란 단순히 병이나 허약한 것이 없다는 것이 아니라 육체적, 정신적, 사회적으로 완전히 평안한 상태이다 (Health is state of complete physical, mental and social well-being, and not merely the absence of disease or infirmity)."라고 되어 있다는 것을 알아야 한다.

참말로 종합적이고 올바른 건강의 정의라고 할 수 있겠다. 건강이 단순히 병이 없고 육체만 튼튼하면 되는가 하면 그렇지 않고, (자기가 하는 일을 해 나가는 데 있어서) 육체적, 정신적, 사회적인 적응에 있어서 불편이 없는 상태가 진정한 건강이라고 할 수 있을 것이다. 아무리 육체가 튼튼하다 하더라도 사람과의 관계가 올바르지 못한 사람은 건전한 사람이라고 할 수 없다. 육체란 정신적, 사회적으로 활동하는 데 있어서 불편이 없으면 되는 것이지, 누구나 다 육체적인 천하의 장사가 되어야 할 필요는 없다. 각자의 직분에 맞도록 육체와 정신이 적응되어 나가는 상태가 바로 건강인 것이다.

  건강을 종합적으로 생각하지 않고, 육체적인 것만으로 생각하는 것도 잘못이고 육체를 무시하고 정신만을 생각하는 것도 잘못이다. 육체와 정신이 건강하면 사회에서의 인간관계도 자연히 원만하게 되어 나갈 수 있으며 그것이 바로 우리가 애타게 찾는 건강의 모습이 되어야 할 것이다.

  이와 같은 올바른 건강관이 수립되어야만 올바른 건강법을 찾아 실천할 수 있을 것이다. 건강관이 편파적이면 따라서 건강법도 올바를 수가 없다.

  각자, 자기가 하는 일에 보람을 느끼면서 부지런하게 규칙적으로 검소하게 살아가면 건강과 생명은 저절로 유지할 수 있게끔 되어 있다.

  건강을 위한 건강법을 찾을 것이 아니라 올바른 생활을 열심히 하고 있으면 건강은 저절로 주어진다는 믿음이 있는 인생이야말로 건전한 인생이라고 할 수 있다. '무엇을 먹을까, 무엇을 마실까를 찾기 전에 옳은 것을 행하는 생활을 하려고 노력하면 먹을 것과 마실 것은 저절로 주어질텐데…'하는 생각이 요즘 욕망이 난무하는 세태를 볼 때마다 더더욱 절실하게 떠오른다.

# 피로와 건강

### • 피로는 생체 방위장치

전기장치에는 안전기가 달려 있게 마련이다. 두꺼비집에는 퓨즈가 저절로 있어서 전류가 지나치게 많이 흐르려고 할 때에는 퓨즈가 저절로 끊어져서 기계가 타는 것을 방지하게 되어 있다. 압력솥에도 안전밸브가 장치되어 있어서 압력이 지나치게 높아지려고 하면 밸브가 작동하여 압력을 빼게 되어 있다.

우리 인체에는 그런 따위의 기계적 안전장치보다도 더 오묘한 자동조절장치가 마련되어 있다. 그와 같은 생체방위장치의 하나가 피로(疲勞)이다. 일을 지나치게 하면 팔 다리의 힘이 빠지고 하품이 나면서 정신집중이 잘 되지 않는 증상이 생긴다. 그럴 때에는 한동안 일을 쉬고 원기를 회복시켜야지, 무리하게 계속하면 지쳐서 병이 되는 수도 있다. 만약 피로 현상이 없다면 끊임없이 일을 하다가 드디어 죽게 된다.

정신병 중에 조병(躁病)이라는 것이 있는데, 그런 환자는 배고픔이나 피로를 전연 느끼지 못하고 여러 날 동안 밥도 먹지 않고 흥분하여 지껄이며, 난폭하게 몸부림치고, 잠도 자지 않고 떠들다가 그냥 쓰러져서 급사를 한다. 피로감이 없기 때문에 생명의 한계에 도달할 때까지 휴식할 줄을 모르기 때문이다.

원래 체력과 정신력이 강하여 좀처럼 피로에 지치지 않는 사람도 있으나 그런 사람은 자칫하면 무리하기 쉽다. 그래서 경험적으로 보면 평상시 몸이 약한 사람이 늙어갈수록 건강이 좋아져서 장수를 하는데, 젊었을 때 지나치게 튼튼하던 사람은 오히려 단명하는 경우가 많다. 그런 사람은 술을 마시면 과음하기 예사고, 남녀관계도 겁내지 않고 지나치기 쉽기 때문이다.

'일병식재(一病息災)'라는 말이 있는데, 너무 건강에 자신이 있는 사람보다도, 좀 병이 있는 사람이 자기 몸을 잘 돌보기 때문에 오히려 장수한다는 뜻을 내포하고 있는 말이다.

피로 중에는 기분 좋은 피로가 있다. 즐겁게 운동을 하고 난 후의 피로는 불쾌하지가 않으며 한 잔 들이키는 맥주맛도 각별하여 잠도 기분 좋게 잘 오기 때문에 건강에 좋다. 그러나 지나치게 과격한 운동이라든가 익숙하지 않은 일을 너무 오래 계속하면 어깨와 팔 다리가 쑤시며 몸에 열도 나고 체중이 빠지고 식욕도 없어져서 계속할 수 없게 지쳐버린다.

비상사태 하에서 지나치게 무리를 하다가 급성 피로가 되고 심장마비가 되어 죽는 경우까지 생긴다. 요즘 우리나라의 사망 통계에 의하면 40대에 사망하는 남자가 많다.

40대는 어느 직장에서나 중간 관리층으로 위와 아래 사이에서 샌드위치가 되어 몸과 마음이 지치기 쉬운 세대다. 직장의 스트레스로 인해 피로가 축적된 데다, 도수 높은 술을 폭음하고, 또 옛날과 달라서 부부 사이의 애정표현도 빈번하고, 세상이 뒤숭숭한 것 등이 복합적으로 작용하여 과로가 되기 때문인 것으로 생각할 수 있다.

옛말에 "심두(心頭)를 멸각(滅却)하면 불도 서늘하다."라는 말이 있는데 요즘 같은 난세(亂世)에 어떻게 하면 몸과 마음이 흐트러지지 않을까.

피로는 스트레스에 의한 비특이적(非特異的) 증상이라고 보는데, 스트레스가 뇌와 부신피질을 흥분시켜서 자율신경을 통하여 내장에 영향을 주는 것으로 생각된다. 한 가지 분명히 할 것은 피로에는 육체적인 것과 정신적인 것의 두 가지가 있으며, 현대인들이 느끼는 피로의 대부분은 정신적인 데에서 오는 것이라는 것을 알 필요가 있다.

의욕적, 자발적으로 흥미를 지니고 활동할 때에는 피로가 덜 오는데 의무적, 피동적일 때는 쉽사리 지쳐버린다는 사실은 누구나 경험하는 바이다. 피로할 정도로 일을 한 것도 없는데 피로하여 일에 대한 의욕이 없어져서 멍하니 지쳐 있는 상태는 피로라기 보다는 권태라고 할 수 있다. 현대인의 피로는 피로와 권태가 혼합된 것이라고 볼 수 있다.

이렇게 본다면 일상생활에서 피로를 어떻게 관리하느냐가 현대인의 건강의 지혜라고 할 수 있겠다.

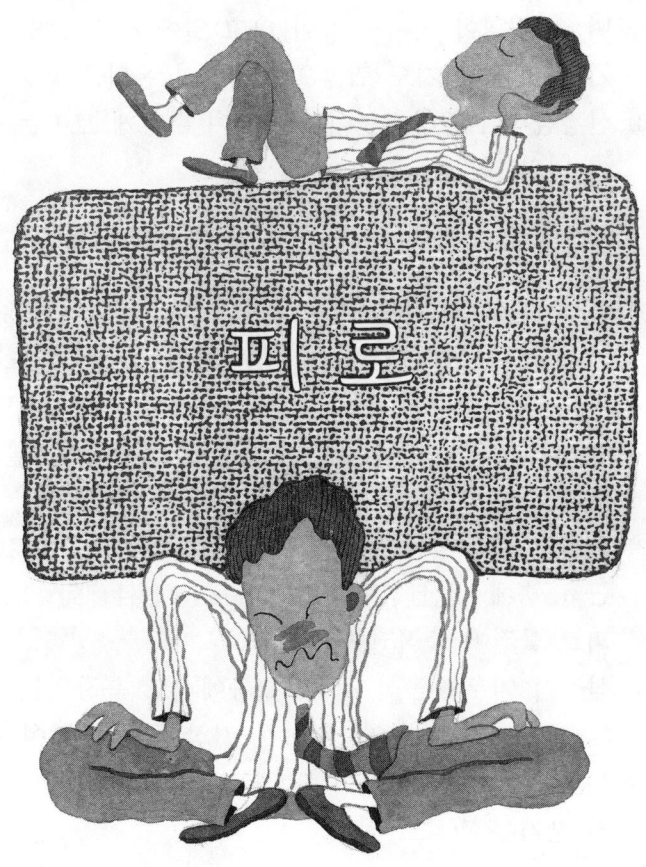

알아두어야할 건강 상식

• 피로의 증상

피로의 증상은 대체로 세 가지로 나눌 수 있다.

① 신체적 증상 — 머리가 무겁고 골치가 아프며 몸 전체가 나른하고 다리가 무겁다. 입에 갈증이 생기며 하품이 난다.
② 정신적 증상 — 머리가 흐려져서 정신집중이 되지 않으며, 신경질이 되어 짜증이 나고 일에 실수가 많이 생기며, 말을 하기도 귀찮으며 졸음이 온다.
③ 신경감각적 증상 — 눈이 피로하여 뿌옇게 보이는 증상이 가장 많다.

이와 같은 피로가 생기는 경우를 세 가지로 나눌 수 있다.

① 병적(病的)인 피로 — 열이 있을 때, 폐결핵의 초기, 신장병, 심장병, 간장병, 빈혈 등이 있을 때 느끼는 피로이다. 유난히 피로가 심하며 휴식을 취하여도 회복이 잘 되지 않을 때에는 정밀진단을 받을 필요가 있다.
② 육체적 피로 — 근육활동을 한 후에 생기는 피로이며 근육 속에 젖산〔乳酸〕, 초성포도산(焦性葡萄酸) 등의 피로 물질이 축적되어 생긴다.
③ 심리적 피로 — 근심 걱정, 그중에서도 특히 인간관계의 고민, 슬픔, 불안, 정신적 긴장 등에 의하여 생기는 피로가 있고, 또 아무것도 할 일이 없어 권태로워서 생기는 피로도 있다.

미국에서 만성피로환자 300명에 대해서 분류한 연구에 의하면, 육체적 피로가 20%이고 80%는 심리적, 감정적 피로라고 알려지고 있다.

피로가 직접, 간접으로 생기는 생활조건으로는 ＊수면부족 ＊식생활의 양적·질적 불충분 ＊가정에서의 과중한 책임, 성생활의 불만 ＊자유시간의 부족 또는 너무 한가하여 권태로울 때 ＊직장에 출퇴근하는데 통근 시간이 너무 길 때 등을 들 수 있다.

● 피로를 푸는 법

봄이 되면 온 전신이 나른하고 식욕이 없고, 잠을 자도 잔 것 같지가 않은 것은 무엇 때문인가. 해동(解冬), 얼어붙었던 대지가 녹아 풀리듯이 사람의 몸과 마음도 봄이 되면 풀리기 시작한다. 차라리 추운 겨울에는 모든 기관이 긴장되어 열을 발생하여 추위를 이겨냈지만, 봄이 되면 몸이 따뜻한 기온에 적응되기 위한 변화를 일으키게 된다. 추위를 방비하느라고 생겼던 피하지방도 빠져서 체중이 줄게 되고 피부혈관도 확대되어 혈압이 내려가게 된다. 자율신경의 변화로 위장을 비롯한 내장의 긴장도 이완되어 기능이 떨어진다.

그러므로 환절기에는 자율신경이 과민한 사람들은 몸의 컨디션이 나빠지고 사람에 따라서는 두통, 불면증, 위장 장애 등이 나타난다. 또 봄에는 직장이나 사회에 변동이 많아서 전근, 승진, 입학, 졸업, 취직, 결혼 등 행사가 늘어나는 것도 심리적인 피로의 원인이 된다.

봄에 느끼는 피로인 춘곤증이 심한 사람을 가리켜 '봄을 탄다'고 한다. 춘곤증을 극복하려면

① 의욕적으로 규칙적인 생활을 할 것
② 비타민 $B_1$과 C를 보충할 것
③ 고단백 식품인 계란, 우유를 매일 먹을 것
④ 봄철에 필요한 비타민, 미네랄 등의 보급을 위해 봄나물과 부럼을 섭취할 것
⑤ 수면시간을 다른 때보다도 1시간 정도 늘려서 수면부족이 되지 않도록 할 것
⑥ 인삼차를 마시면 스트레스가 해소되고 비특이성 저항력이 증대되므로 인삼차를 복용해 피로를 풀 것 등을 실천하기를 권해드리고 싶다.

# 두뇌와 건강

● 두뇌 노화의 원인

오래 장수하는 노인들을 보면 기억력과 판단력이 좋고 마음이 젊은 특징을 지니고 있다. 노인성 치매증(痴呆症)에 걸려서 뇌의 기능이 나빠지면 신체적 저항력마저 저하된다. 폐렴에 걸리기 쉽고 수명도 짧아진다.

이와 같은 사실로 볼 때 장수하려면 무엇보다도 뇌의 젊음을 오래 유지하는 것이 필요하다는 것을 알 수 있다.

뇌세포는 약 140억 개로 되어 있으며 30대부터 줄어들기 시작하여 매일 10만 개 정도씩 파괴되어 감소된다. 90세가 되면 20대의 약 절반으로 줄어든다고 한다. 그러나 그다지 걱정할 필요가 없는 것이, 사람이 뇌세포 중에서 실제로 활용하는 것은 전체의 10% 정도밖에 되지 않기 때문이다. 세포의 수효가 줄어드는 것이 문제가 아니라 세포와 세포 사이의 회로(回路)를 형성하고 있는 연결이 끊어지는 것이 두뇌를 나쁘게 만드는 원인이 된다. 뇌신경세포 사이의 회로가 끊어지지 않게 하려면 뇌를 항상 활동시켜서 뇌세포를 자극하여 주는 것이 필요하다. 결국 건강하게 오래 살기 위해서는 뇌를 활동시키는 운동이 무엇보다도 필요한데 사람들은 그런 생각은 하지 않고 육체의 근육운동만을 운동이라고 생각하고 있는 데에 인식 착오가 있는 것이다.

옛부터 정신수양이 드높은 스님들이나 두뇌활동을 하는 선비 학자들이 비교적 장수하였던 것도 두뇌가 건강하였기 때문이다. 그런 분들은 좋은 자연환경 가운데서 사소한 일에 구애되지 않는 외향적인 성격을 지니고, 생활은 규칙적이며 무리하지 않고, 아무리 고령일지라도 매일 해야 할 일을 갖고 있으며 보람있는 생활을 한 분들이다. 마음이 얼마나 건강한가 또는 병과 관계가 깊은가를 나타내는 예로서 암의 예를 들 수 있다.

암은 '실감정증(失感情症)'인 사람에게 잘 생기는데, 실감정증이란 자기의 감정을 표현하지 못하고 속을 썩이는 상태를 뜻한다. 미국의 학자가 암에 걸린 사람의 성격을 조사 발표한 것이 있는데, 암이 생긴 사람의 공통된 성격으로 다음과 같은 것을 들고 있다.

① 인생에 대하여 비관적이다.
② 불쾌한 일이 있어도 감정을 표면에 나타내지 않는다.
③ 언제나 자기를 억제하며 노여움을 표시하는 일이 없다.
④ 어렸을 때부터 애정을 받아본 적이 없고, 받으려고 남에게 아첨한다.
⑤ 억울한 일이 있어도 운명이라고 체념한다.

이런 학설로 보더라도 마음이 병 나는 것과 관계가 깊다는 것을 짐작할 수 있다

그렇다면 두뇌와 마음의 건강을 어떻게 하면 향상시킬 수 있을까.

 이웃나라인 일본은 평균 수명이 80세를 돌파한 세계에서 가장 장수하는 나라이지만 치매증 노인이 무려 100만 명에 이른다고 하니 문제가 아닐 수 없다.

 결국은 두뇌의 노화 때문에 치매증이 생기는 것이지만, 생활이나 환경의 변화가 뇌의 노화를 촉진하는 것도 무시할 수 없다. 치매증이 생기는 원인으로서 다음과 같은 것을 들 수 있다.

① 폐용위축(廢用萎縮) : 골절로 다리를 오랫동안 쓰지 않으면 다리의 근육이 위축되고 뼈가 약해지는 것과 마찬가지로 머리도 쓰지 않으면 급속하게 뇌의 기능이 쇠퇴된다. 그러므로 늙어도 뇌를 활동시키는 것이 절대적으로 필요하다.
② 정신적 자극이 없는 상태가 오랫동안 계속될 때 : 정년 퇴직 후에 하는 일이 없으면 급속하게 쇠약하여 두뇌 기능이 떨어진다.
③ 배우자가 먼저 세상을 떠나 고독한 가운데서 하는 일 없이 세월을 보내면 두뇌가 쇠퇴된다.
④ 무기력하고 만사에 소극적인 성격을 지닌 사람.
⑤ 불안감과 감정적 혼란이 심할 때에는 뇌가 정상적으로 작동하지 못한다.
⑥ 뇌동맥경화증, 뇌졸증의 후유증 등으로 뇌의 혈액순환이 잘 되지 못하면 뇌의 영양이 나빠져서 뇌의 기

능이 저하된다.

• 두뇌 건강 유지법

두뇌가 노화되면 기억력 저하와 더불어 지성, 인격, 감정 등에 변화가 생긴다. 그러나 늙었다고 누구나 모두 망녕이 생기는 것이 아니라 다음과 같은 성격에 잘 생기는 경향이 있다고 발표한 사람이 있다.

① 남이 말하는 의견은 전연 듣지 않고 자기 중심으로 고집을 부리는 완고한 성격
② 참을성이 적고 성미가 급한 사람
③ 하는 일 외에는 아무런 즐거움이 없는 무취미한 사람
④ 딴 사람과 친하지 못하고 같이 어울리는 친구가 없는 사람
⑤ '사람'을 믿지 않고 '재물'만을 믿는 사람
⑥ 웃지 않는 성격의 사람

이런 사람들이 늙으면 치매증이 되기 쉽다는 것이다. 이와 반대로 치매증이 되지 않는 사람으로는

① 책, 신문 등으로 독서를 게을리하지 않는 사람
② 글쓰기, 사람과의 대화 등을 즐기는 사람
③ 남의 일을 돌보아주기를 즐겨하는 사람
④ 다정다감하여 잘 감동하는 있는 사람
⑤ 언제나 보람과 호기심을 지니고 생활하는 사람 등이다.

사람이 늙으면 기억력이 떨어지게 마련이며 특히 단기기

억(短期記憶)에 있어서 현저하게 나타난다. 눈 앞에서 기억하였다가 좀 지나면 잊어버려도 좋은 기억이 단기기억인데, 두뇌 기능이 노화되지 않게 하기 위해서는 단기기억을 늘 연습하는 것이 좋다.

또 하나 흥미로운 사실은 뇌의 감각야(感覺野)의 1/3이 손(手)의 신경이 차지하고 있어서 손을 사용하면 결국 뇌를 활동시키는 것이 된다는 사실이다. 손을 써서 작업을 하는 노인에게는 치매증이 생기지 않는다.

여성이 남성보다도 장수하는 것은 바느질, 뜨개질 등의 영향도 있다고 한다. 손을 '제2의 뇌' 또는 머리 밖에 나와 있는 '뇌의 출장소'라고 표현하기도 한다. 그러므로 손가락을 사용하는 악기, 바둑, 서예, 미술 등의 취미를 살리면 뇌의 혈액순환을 잘되게 하여 뇌세포의 퇴화를 막을 수 있다. 손바닥에 쥐고 굴리는 지압기도 손가락 운동이 되어 좋고, 불공을 드릴 때 염주를 손에 쥐고 굴리는 것도 잠을 쫓고 머리를 맑게 하는 데 효과가 있다.

뇌를 좋게 하는 음식물로서는 우유와 계란이 절대적으로 필요하다. 염분섭취가 많은 것은 뇌동맥경화증을 조장시켜서 나쁘다. 결국 뇌동맥경화증과 고혈압이 두뇌를 노화시키는 원인이 된다. 수면 부족도 나쁘지만 수면 시간이 너무 길거나 낮잠을 자주 자는 것도 두뇌활동을 저해한다. 좌선이나 명상은 뇌파(腦波)에 알파파($\alpha$波)가 생기게 하여 뇌를 명석하게 한다. 그리고 우리나라의 인삼도 뇌를 맑게 하는 작용이 있음이 증명되고 있다.

# 생활 습관병(生活習慣病)

● 좋지 않은 생활습관에서 오는 병

이전에는 병균이 감염되어서 생기는 감염병 때문에 건강에 위협을 받았고 사람의 수명도 짧았으나, 오늘날은 에이즈(AIDS)만 제외하고는 감염병은 문제가 거의 되지 않는다. 그 대신에 오늘날의 주요한 사망 원인은 대부분 성인병들이다. 성인병이란 만성퇴행성 질환들인데, 암·뇌졸증·심장병·간장병·당뇨병 등이 다섯 가지가 중요한 것들이다.

이와 같은 병들이 중년 이후에 생긴다고 하여 성인병이라고 하였으나 요즘은 어린아이들에게도 당뇨병이 생기고, 젊은 청년들에게도 동맥경화증과 고혈압이 생기기 때문에 성인병이라는 표현은 좀 어색하게 되었다.

성인병이 우리 스스로의 생활이 올바르지 못하여 스스로 만들어 내는 병이라는 것이 알려지게 되어 성인병을 인조병이라고도 한다. 올바르지 못한 생활은 식생활에서도 있을 수 있고, 성격탓인 것도 있지만 또 한 가지 중요한 것으로 나쁜 생활습관에서 오는 경우가 있다.

성인병이 올바르지 못한 습관에 의하여 생긴다고 하여

요즘은 성인병을 아예 습관병(習慣病)이라고 하는 경우가 많다.

그렇다면 어떤 생활습관이 성인병의 원인이 되느냐가 궁금하게 된다. 그와 같은 나쁜 습관을 지니고 있는 사람은 왜 그런 습관이 나쁜가, 어떻게 하면 그와 같은 습관을 고쳐나갈 수 있느냐가 문제가 된다.

고쳐야 할 좋지 못한 습관은 대체로 8종류로 나눌 수 있다.

① 음식을 너무 많이 먹는 습관
② 짠 음식을 좋아하는 식성
③ 동물성 식품, 그 중에서도 특히 동물성 지방분이 많은 것을 즐겨 먹는 습관
④ 술을 지나치게 마시는 습관
⑤ 담배를 피우는 습관
⑥ 스트레스를 그때 그때 풀지 못하는 생활
⑦ 운동부족
⑧ 불규칙한 생활로 리듬이 깨어지는 생활

• 좋지 못한 습관 여덟 가지

여덟 가지의 좋지 못한 습관을 간단히 해설하여 보기로 한다.

모든 성인병은 비만증에 의해서 생긴다고 하여도 지나친 말은 아니다. 건강하게 오래 사는 노인들은 대체적으로 소식(小食)을 하는 사람들이다. 동물 실험에서도 포식(飽食)을 시키면 수명이 짧다는 것이 결과로 나타나고 있다. 표준

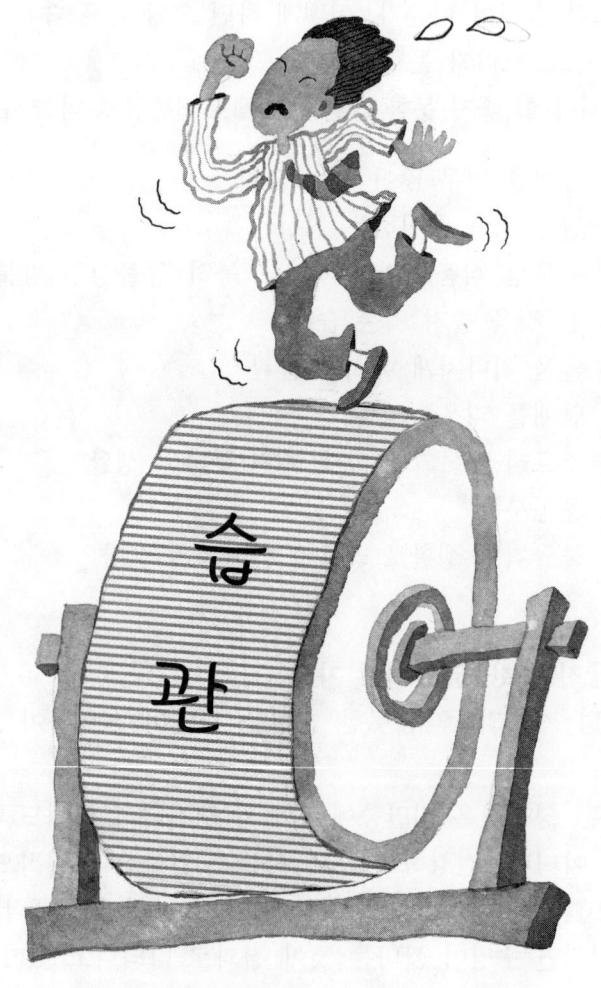

체중을 초과하지 않도록 체중관리를 하는 것이 무엇보다도 필요하다. 비만증이 있는 분에게 식사 조절을 하시라고 권하면 으레 대답이 결코 많이 먹고 있지 않다는 주장이다.

칼로리 섭취량과 체중이 비례한다는 것은 말할 나위도 없다. 적게 먹어야 되겠다고 생각하면서도, 실천이 잘 되지 않는 이유는 다음과 같다.

① 조반을 빼고 1일 2식주의를 하면 1일 3식보다도 도리어 칼로리 섭취량이 많아진다. 공복시간이 길면 신체의 지방질 합성 능력이 높아지고, 오랜 시간 배고픈 것을 참았다가 식사를 하기 때문에 식욕이 좋아서 과식하게 되는 것이다.
② 식사를 빨리 하는 사람은 과식하게 된다. 식사를 하면 점차 혈당치가 증가되어 저절로 포만감(飽滿感)이 생겨서 식사를 끝내게 되는데, 식사를 빨리 하면 혈당치가 채 높아지기도 전에 벌써 많이 먹어 치운 결과가 된다.
③ 저녁식사에 중점을 두어 푸짐하게 먹는 습관. 밤에 자는 동안에는 에너지 소비가 적기 때문에 먹은 칼로리가 그대로 축적되게 된다.
④ 당질, 동물성 지방을 즐겨 먹는 사람. 이 두 가지는 우리 몸의 지방질이 되는 것이다. 설탕, 과자류, 과일 등의 당분이 흡수되면 저절로 지방질로 변한다.
⑤ 섬유질 섭취량이 적으면 당질, 지방질, 콜레스테롤 등이 창자에 흡수되기 쉬워진다.

⑥ 생활활동강도(生活活動强度)가 낮은 사람은 그만큼 섭취 칼로리가 적어야 한다. 생활활동강도는 하루 작업시간의 길이에 따라서 Ⅰ(輕) Ⅱ(中等度) Ⅲ(약간 중노동) Ⅳ(중노동)의 네 종류로 나누어서 하루에 섭취해야 할 칼로리의 양을 산출하는 기본이 되는데, 영양학 전문가에게 지도를 받아야 한다. 간단히 말하면 하는 일도 없이 식사를 많이 하여서는 안 된다는 것이다.

• 주의해야할 음식 습관

소금 섭취량이 지나치지 말아야 한다. 음식물을 가공, 조리하는 데 소금이 필요한 것은 말할 나위도 없지만 그렇다고 섭취량이 지나치면 성인병의 원인이 된다.

식염 섭취량이 지나치게 많으면 고혈압의 원인이 된다. 이것은 식염이 혈액의 삼투압을 높여줌으로써 혈액량이 증가되며, 혈액 중의 나트륨 농도가 높아져서 혈관벽이 두꺼워짐으로써 혈관이 좁아진다. 또 한 가지 원인은 식염이 체내의 혈압상승 호르몬의 분비를 촉진시킨다. 이와같이 식염을 과다 섭취함으로써 혈액량의 증가, 혈관의 좁아짐과 혈압상승 호르몬의 분비 등의 원인으로 점차 고혈압이 되게 된다.

이와 아울러 음식을 짜게 먹는 것이 위암 발생율을 증가시킨다는 사실을 인식할 필요가 있다. 인체 생리에 절대로 필요한 소금의 생리적 필요량은 성인의 경우 하루에 1그램 미만이라고 되어 있다. 하지만 실제적인 식생활에서는 그렇게 적게 할 수는 없고, 유럽이나 미국에서는 1일 5그램, 우리는 1일 10그램 이하를 목표로 삼고 있다. 우리의 식생활은 보통 이것보다도 식염 섭취량이 많은데 젓갈, 장아찌, 짠지 등의 염장 식품이 많고, 국물 많은 음식물을 많이 먹는 것이 원인이 되고 있다.

『동의보감』에도 "오미중 유염불가결 연소복불복위호(五味中 惟鹽不可缺 然少服不服爲好; 다섯 가지 맛 중에서 소금이 없어서는 안 되지만, 되도록 적게 또는 일부러 섭취하지 않아도 좋다)", "서북인 소식다수이소병 동남인 호식소수이다병(西北人 小食多壽而少病 東南人 好食少壽而多病; 서북지방 사람들은 염분을 적게 섭취함으로써 장수하고 병이 적으며 동남지방 사람들은 짠 것을 즐기기 때문에 수명이 짧고 병이 많다)"고 나와 있는 것을 볼 수 있다.

동물성 지방질을 많이 섭취하면 혈중 콜레스테롤이 증가되어 동맥경화증이 되고 모든 성인병의 원인이 된다. 동물성 식품과 식물성 식품의 균형이 잡히도록 음식물을 섭취해야 하며, 동물성 식품도 육류보다는 생선이 더 좋다.

다음은 술인데, 지나치지 않은 음주는 스트레스 해소, 식욕증진, 콜레스테롤 조절 등에 효과가 있다고 해서 애주가들을 기쁘게 하고 있으나 문제는 지나치지 않게 술을 마신다는 것이 힘들다는 것이다. 잘 마시면 '백약지장(百藥之長)'이고 과음하면 '백독지장(百毒之長)'이 되는 것이 술이다. 우리의 생활은 과음의 폐단이 있다. 과음은 만병의 근원이며 모든 성인병의 원인이 된다고 하여도 지나친 말은 아니다. 술이 비만증, 치매증 등의 원인도 된다.

술과 아울러 또 하나의 기호품이 담배인데 담배는 '백해무익(百害無益)'하며 끊을 수만 있으면 끊는 것이 가장 좋다.

또한 성격이 너무 옹졸하거나, 반대로 내성적이어서 스트레스를 그때 그때 풀지 못하고 축적시키면 자율신경실조증이 되고 고혈압, 동맥경화증, 암 등의 원인이 된다. 소동파(蘇東坡)의 시구에 "안심시약 갱무방(安心是藥 更無方;마음 편한 것이 약이며 그밖에 더 좋은 약방문은 없다)."라고 한 것은 달관한 명언이다.

현대인의 생활은 자칫하면 운동 부족이 되기 쉽고, 불규칙한 생활로 인해 생활 리듬을 혼란시키는 일이 많아져 가고 있다. 『소문(素問)』이라는 책에 무병장수의 비결을 "기거유상 식음유절 불망작노(起居有常 食飮有節 不妄作勞;생활을 규칙적으로 하고, 먹고 마시는 것을 절제하고, 쓸데없이 헛된 일을 하지 않는다.)"라고 하였는데 이는 천고의 진리이다.

# 담배 끊는 법

　얼마 전 신문이나 방송을 통해 담배 이야기가 심심치 않게 보도되었다. 하나는 담배가 백해무익하다는 것이 인식되기 시작하자 담배를 끊는 인구가 늘어감에 따라 담배회사가 판매고를 회복하기 위하여 자기네 제품을 후진국들에게 마구 덤핑하고 있다는 뉴스다. 돈을 벌기 위해서는 남이야 죽건 말건 아랑곳없다는 무서운 상혼(商魂)이라고 아니할 수 없다.
　또 하나는 흡연가의 부인들이 담배를 피우지 않는 남편을 둔 부인들보다 심장병으로 사망하는 확률이 2.5배 높은 것으로 나타났다는 보도다. 원래 담배 연기는 담배를 피우면서 빨아들인 연기보다 담뱃불에서 나오는 연기가 해독성이 더 강하기 때문에 흡연가 옆에서 늘상 담배 연기를 마시고 사는 사람이 해를 입게 된다는 것은 이미 알려져 있는 사실이다.
　흡연가의 부인이 폐암에 걸리는 비율도 2.1～3.4배나 많다는 것도 이미 잘 알고 있는 사실이다. 자기는 담배를 피우지 않는데 옆 사람이 피우는 담배 연기를 들이 마셔서 담배 해독이 생기는 것을 '수동적 흡연'이라고 하여 문제시되고 있으며, 그래서 담배 연기가 옆 사람에게 해를 끼치는 것을 처벌할 수 있도록 '혐연권(嫌煙權)'이라는 것을 법으로 제정하고 있는 나라도 있다. 요즘 공기 오염, 즉 대기 공해에 대해서는 지나칠 정도로 예민하게 신경질을 부리면서도 정작 자기가 뿜어대는 담배 연기에 대해서는 태연한 사람이 많다.

  미국에서 조사한 바에 의하면, 담배를 보통으로 피우는 직장에서 20년 이상 근무하고 있는 담배 피우지 않는 사람의 폐 기능이 매일 담배를 10대씩 피우는 사람과 같은 정도로 나빠져 있다는 결과가 나타났다고 한다.

  담배 연기에는 암을 발생시키는 발암성 물질 또는 발암 촉진 물질을 비롯하여 가스 중독의 원흉인 일산화탄소, 독약 중에서 가장 무서운 맹독성 물질인 시안산〔청산(靑酸)〕가스, 질소화합물, 니코틴 등이 들어 있다는 것은 누구나 다 아는 상식이다. 담배를 피워서 들이마시는 흰 연기를 '주류연(主流煙)'이라고 하고, 담배를 빨지 않고 그냥 손에 쥐고 있거나 재떨이에 놓아 두었을 때 나오는 파란 연기를 '부류연(副流煙)'이라고 한다. 이 '부류연'은 '주류연'에 비하여 유해 성분의 함량이 훨씬 많아 타르와 니코틴은 2~3배, 암모니아는 50배, 발암 물질은 수 배 내지 백 배 정도가 된다는 것이 알려지고 있다.

  이와 같은 차이가 생기는 까닭은 담배를 입으로 빨 때는 담배의 온도가 900도 가량 되는데, 가만 놓아 두어서 피어오르는 경우에는 온도가 훨씬 낮기 때문이라고 해석되고

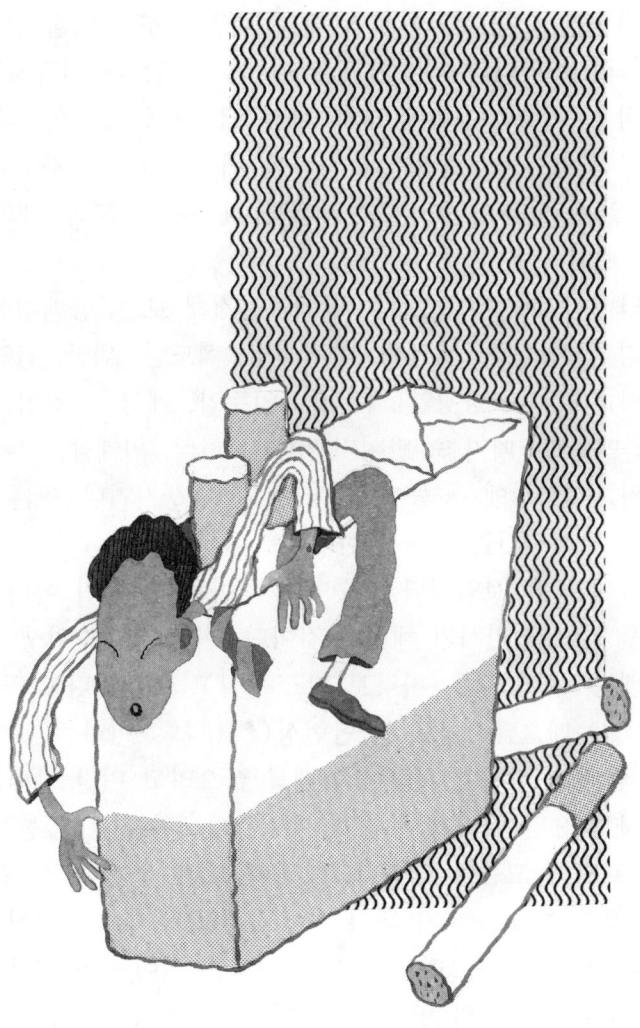

41
알아두어야할 건강 상식

있다. 그런 연기는 눈을 쓰리게 하고 시간이 오래 지나면 시력을 손상시키며, 특히 콘택트렌즈를 착용하고 있는 사람은 안질에 걸리기 쉽다.

자신이 자기 책임하에 담배를 피우는 것은 어쩔 수 없는 일이라고 하더라도 자기의 담배 연기 때문에 사랑하는 처자식을 비롯하여 타인에게 까지 담배 해독을 끼친대서야 말이 되겠는가. 애처가나 자녀를 귀여워하는 남자라면, 같이 있는 방에서만이라도 담배를 태우지 않도록 유의해야 할 것이다.

담배가 건강에 미치는 해독을 열거해 보면, 동맥경화, 심근경색, 협심증, 뇌경색, 버거씨병, 식도암, 위암, 간암, 췌장암, 대장암, 방광암, 후두암, 인두암, 폐암, 구강암, 자궁암, 백혈병, 폐기종, 만성기관지염, 천식, 위궤양, 십이지장궤양, 시력장애… 등이 담배로 인해 생기거나 또는 그런 병을 악화시키는 작용을 한다.

몸에 좋은 보약이나 장수법을 찾아 헤맬 것이 아니라 담배를 끊으면 만사가 해결될 것이다. 미국의 공중위생국에서 담배는 아편 같은 마약보다도 무섭고 위험하다고 발표한 바 있는데, 담배에도 '금단현상(禁斷現象)'이라는 것이 있어 담배를 피우던 사람이 담배를 끊으려고 며칠 담배를 피우지 않으면 머리가 무겁고, 두통, 어깨와 잔등의 통증, 졸음 따위의 고통이 생긴다. 그러나 그런 참기 힘든 고통은 3일째가 가장 고비가 되며 길어도 5일만 지나면 참기 쉬워진다. 담배를 끊으려고 결심한 사람은 적어도 5일 간은 담배 태우는 사람의 옆에 가지 않도록 하고, 회합이나 연회 등 사람이 모여서 술·담배·식사 등을 같이하는 자리는 피하는 것이 좋다.

　담배는 혼자서 끊는 것보다 뜻을 같이하는 사람과 함께 시도하면 성공률이 높다. 그리고 담배 피우는 데 필요한 일체의 도구, 예컨대 라이터, 파이프, 재떨이 등을 죄다 친구들에게 나누어 주면서 담배를 끊기로 했다는 것을 공개적으로 선포하는 것이 필요하다. 처음 하루 이틀은 안타까울 정도로 담배 생각이 간절하지만 그럴 때마다 냉수를 마시면 된다. 컵에 냉수를 준비해 놓고 담배 생각이 날 때마다 한 모금씩 마시면 약 30분 간은 담배 생각이 나지 않는다.

　5일 간만 참을 수 있으면 우선 스타트는 성공한 셈이지만, 1개월째, 3개월째에 또 다시 어려운 고비에 부딪친다. 그런 고비들을 극복하고 약 1년이 지나면 자다가 꿈에 담배를 피우는 일도 없어지고 담배 없이도 살 수 있다는 것을 실감하게 된다.

# 건강 음주법

●술과 건강

담배의 역사는 콜롬부스가 아메리카 대륙을 발견했던 때부터라고 되어 있으므로 5백 년이 채 못된다. 우리나라만 하더라도 광해군 무렵이라고 되어 있으니 4백 년이 채 못된다.

그러나 술의 역사는 인류의 역사만큼이나 오래이기 때문에 얼마나 되었는지 헤아릴 수가 없다. 그러므로 술이 사람의 건강에 미치는 영향은 그만큼 뿌리 깊은 것이라고 할 수 있겠다.

일반적으로 보면 어느 나라건 남자의 평균 수명이 여성보다 몇해 정도 짧은 것이 보통인데, 왜 여성에 비해 남성의 수명이 짧은가에 대해서는 여러 가지 이유를 생각할 수 있다. 남성이 여성보다 인생에 있어서 부담이 무거운 육체적, 정신적으로 과로하는 일이 많기 때문이라고 생각할 수가 있다.

그 한 예로 섹스 행동에 있어서 여성은 수동적인데 비하여 남성은 능동적인 것을 원인으로 들고 있는 사람도 있다.

또 하나 중요한 원인으로 술을 들지 않을 수 없다. 뭐니 뭐니 해도 술은 남성의 세계에서 더 많이 마시게 마련인데 술 때문에 남성이 여성보다 단명한다고 할 수도 있을 것이다. 술의 양을 조절하지 못하고 지나치게 마시면 건강을 해치는 것은 사실이지만, 술이 그와 같이 사람에게 해롭기만한 존재일까 하는 것이 문제다. 술을 마시더라도 건강을 해치지 않게 마시는 방법은 없는 것인가.

지나치지 않게 적당히 마실 수만 있다면 어떤 보약보다도 몸에 좋다고 하여 술을 "백약지장(百藥之長;백 가지 약 중에서 으뜸)"이라고 표현한 말도 있다. 그와 반대로 술을 지나치게 마시면 건강을 해치는 가장 중요한 원인이 된다고 하여 술을 "백독지장(百毒之長)"이라고 표현한 말도 있다.

술은 이처럼 야누스와 같이 두 개의 얼굴을 지니고 있는 것이 문제인 것이다. 지나치지 않게 마실 수만 있다면 술은 인생 행로에 있어서 좋은 벗이 될 수도 있고 식욕증진제, 수면촉진제 또는 정신적인 스트레스를 해소시켜 주고 인간관계를 원만하게 해주는 역할도 한다. 그러나 문제는 술을 지나치지 않게 조절하여 마신다는 것이 아주 힘들기 때문에 아예 가까이 하지 않는 것이 가장 안전한 길이라는 것이 보통이다.

술에도 습관성이 있어서 알콜 중독이 될 수가 있고, 지나치게 술을 마시면 뇌세포가 산소 부족으로 파괴되고 위장이나 간장도 만성적으로 기능이 떨어지게 된다.

어떻게 하면 술을 마시더라도 적당히 마실 수 있을까. 술의 해독에 대해서 철저하게 생각하는 사람들은 술을 적당히 마신다는 표현부터 못마땅하게 생각하는 경우도 있을 것이다. 그러나 우리의 술 소비량이 세계적이라는 현실을 생각한다면 음주도 현실화시켜서 마시더라도 몸을 해치지 않게 마시는 법을 생각해 보아야 할 것이다.

알콜은 흡수되면 일단 모두 간으로 가서 처리된다.

에틸알콜→아세트 알데히드→식초산 탄산가스와 물

이런 순서로 분해되어서 술이 깨기 마련인데, 술을 마시면 가장 고생을 하는 기관이 간장이다.

간을 해치지 않으면서 술을 마시려면,

① 술을 마시는 횟수
② 마시는 양
③ 마시는 방법을 알아야 한다.

첫째, 술은 매일 마셔서는 안 된다. 한 번 마시고는 간 기능이 회복될 수 있는 휴식 기간을 두어야 한다. 그런 기간을 '휴간일(休間日)'이라고 하며 3일이 이상적이다. 그러니까 1주일에 3일 간격으로 두 번 마시게 되면 한 번에 좀 많이 마시더라도 별 지장없이 한평생 술을 즐길 수 있다.

매일 저녁 술집에 들러야만 직성이 풀리는 생활을 하면 지방간 상태가 계속되다가 드디어 간경화증이 되어 거꾸러지게 된다. 그러나 식사 전에 조금씩 마시는 반주 정도는 매일 마셔도 간에 기별이 가지 않을 수도 있다. 여기에서 반주 정도라면 어느 정도의 술인가가 문제인데 물론 체질에 따라 다르지만 보통 사람이라면 소주를 조그만 잔(30cc

크기)으로 석 잔 정도 또는 정종으로 한 컵 정도(180cc), 맥주면 가정용 한 병 정도는 괜찮다고 할 수 있다.

　둘째, 술은 될수록 천천히 마셔야 한다. 급히 마시는 술이 위장을 망치고 만취가 되게 하여 실수를 저지르게 한다. 알콜의 혈중 농도가 0.1%가 되게 마시는 것이 가장 적당하다. 얼큰하게 세상이 내 세상처럼 즐겁게 되고 아내의 얼굴이 예쁘게 보이는 농도가 0.1%다. 이보다 낮으면 아직도 맹숭맹숭하고 이보다 높으면 비틀비틀하면서 실수하기 쉽게 된다.

　0.1%로 조절하려면 1시간에 맥주 2병을 마시고 두 시간째부터는 1시간에 1병씩 마시면 된다. 정종일 때는 맥주 1병을 정종 1컵으로 환산하면 된다. 처음 1시간에 맥주 2병이면 결국 맥주 6컵인 셈인데 따라서 맥주 1컵을 10분에 마시면 된다.

　두 시간부터는 1컵을 20분에 마신다. 그런 속도면 흡수되는 알콜양과 배설되는 양의 밸런스가 맞아서 아무리 오래 마셔도 혈중농도는 0.1%가 유지될 수 있는 것이다. 혈중 농도가 0.05%일 때는 도무지 술을 마신 것 같지 않은 정도지만 이 농도에서부터 자동차 운전은 절대로 안 된다.

　셋째, 술을 마실 때는 일반적으로 담배를 더 많이 피우게 되는 것이 보통이지만 그러지 않도록 주의해야 한다. 술 마신 이튿날의 숙취는 술 마실 때에 담배를 피우기 때문이며, 니코틴이 술이 간에서 분해되는 것을 방해하기 때문이다. 이것만은 꼭 실천해 보도록 권하고 싶다.

　넷째, 알콜 도수가 높은 술을 마시다가 끝에 가서 맥주로

입가심을 해서는 안 된다. 차라리 모자라면 맥주를 마시다가 2차에서 위스키를 약간 마시는 것은 무방하지만 위스키를 마시다가 맥주를 마시면 취기가 대번에 돌아서 큰일난다.

다섯째, 술 안주는 푸짐하게 먹어야 하며 술을 마신 후에라도 반드시 식사는 해야 한다. 간경화증이 생기는 원인이 알콜의 직접적인 작용보다는 음주에 의하여 간 속의 비타민, 단백질 등이 결핍되기 때문이라고 되어 있다.

술에는 또 한 가지 터부가 있다. 옛말에 '중막담공사(中莫談公事;술을 마시면서 공적인 일을 화제로 올려서는 안 된다)'라는 말이 있다. 술에 취하면 갑자기 간이 커져서 우국지사가 되고 사장과 회사를 성토하고 정치다 사회다 철학이다 횡설수설하게 되는데, 그런 소리를 떠들다가는 결국 싸움과 실언밖에는 남지 않는다. 술을 마시면서는 운치 있는 재담을 하여 사람을 웃기는 것이 스트레스를 푸는 데 최고라는 것을 알아야 한다.

● 술과 자동차 운전

우리나라가 자동차 사고율이 세계 최고라는 달갑지 않은 기록을 유지한다고 한다. 여러 가지 원인이 있겠지만 앞으로 자가운전자들의 수가 늘어날수록 사고율이 더욱 증가될 것으로 우려된다.

교통사고는 자동차와 도로의 정비 상태도 원인이 되겠지만 더 중요한 것은 운전자와 보행자의 교통규칙 준수라는 인적 사항이라고 할 수 있겠다. 우리나라처럼 직업적 운전기사의 노동량이 과중한 것도 문제가 되겠지만 자가용 운전자들이 원래 운전 기술이 능숙하지 못한 데다가 취중 운전의 무모한 짓을 하는 것이 가장 큰 원인이라고 지적할 수 있겠다. 여기서는 주로 음주가 자동차 운전에 주는 영향을 고찰하여 보기로 한다.

미국의 통계지만 교통사고를 낸 운전자의 음주율이 73%인 데 비해 무사고자의 음주율은 26%이고, 보행자로서 교통사고를 당한 사람 중의 74%가 음주자인데 비해 사고를 당하지 않은 사람의 음주율은 33%에 불과하다. 알콜의 혈중 농도가 0.05%가 되면 운전 능력이 떨어지기 시작하고 0.1%가 되면 운전자의 100%가 모두 운전 능력이 저해된다. 혈중 알콜농도가 0.15%를 초과하면 자살 운전이라고까지 표현할 수 있다.

왜 술이 이렇게 운전 능력에 영향을 미치는가는 알콜과 신경과의 관계를 보면 쉽사리 알 수 있다. 얼핏 생각하기에는 술이 신경을 흥분시켜 작업 능률을 향상시키는 것처럼 보이지만 실제로는 신경을 억제 또는 마비시키는 방향으로 작용한다.

술을 마시기 시작했을 때 행동이 활발해지는 것처럼 느껴지는 것은 행동을 조절 또는 억제하는 신경을 마비시킴으로써 일시적으로 그렇게 느껴질 따름이지 결국은 모든 신경이 마비되어 능률이 떨어지게 마련이다. 다만 술에 취했을 때는 자기 비판력이 약해지기 때문에 술에 의해 작업 능률이 저하되는 것을 오히려 능률이 향상된 것처럼 스스로 착각하게 된다.

음주량이 많아짐에 따라 신경의 반사와 운동력이 떨어지

다가 결국은 호흡 중추마저 마비되어 사망하게 된다. 취중 운전이 위험한 것은 이와같이 신경 마비에 의한 반사운동 속도가 늦어지기 때문이다. 또 하나는 음주가 시야를 점차 좁게 축소시키는 '터널시야' 현상이 일어난다는 사실이다. 시야가 좁아지면 자동차 사고가 생기는 것은 말할 나위도 없다.

음주가 자동차 운전이라든가 타이핑 등의 정밀 작업에 영향을 미치는 것은 물론이거니와 거친 근육 활동을 주로 하는 스포츠에 있어서도 능률을 떨어뜨려 기록을 저하시킨다. 알콜이 심장근육의 수축력을 약화시켜 혈액 순환기 계통을 조절하는 신경의 작용이 둔화됨으로써 혈액 순환을 원활치 못하게 하기 때문이다.

특히 수영을 할 때 취기가 있으면 자살 행위가 된다. 물의 차가운 온도 때문에 혈압이 오른 데다가 심장의 작용이 약해져 결국은 심장마비를 일으키게 되기 때문이다.

알콜이 신경 계통에 영향을 미치고 나아가서는 정신활동에도 영향을 주어 기억력, 학습 능력, 집중력, 판단력 등이 떨어지며 미세한 상황 변화에 임기응변적으로 대처하는 능력마저 둔해지므로 교통사고을 일으키는 가장 큰 원인이 되는 것이다. 결국은 음주에 의하여 알콜의 혈중농도가 0.05% 전후가 되면 운전 능력이 현저하게 저하된다고 할 수 있겠다. 0.05%로는 자기가 술을 마셔서 취했다는 생각이 전혀 안 들어 말짱하다고 생각하는 데에 위험이 도사리고 있는 것이다.

술도 넓은 의미로 말하자면 약이라고 볼 수 있다. 그렇다면 다른 약을 복용했을 때 자동차 운전에 영향을 주는 것은 없는지 알아보는 것도 괜찮겠다. 첫째는 신경안정제인데, 신경을 진정시킨다고 안정제를 복용하면 대뇌의 작용을 둔하게 하여 빠른 판단과 행동을 방해하게 된다. 또 감기약도 위험하다. 감기약에는 기관지의 염증을 없애고 콧물, 재채기 등을 멈추게 하기 위하여 항히스타민제가 들어 있는 경우가 많다. 그것 때문에 졸음이 오고 근육이 이완되어 맥이 빠지는 것이다. 감기약 말고도 항히스타민제가 들어 있는 경우가 많다. 그것 때문에 졸음이 오고 근육이 이완되어 맥이 빠지는 것이다.

  직업적인 택시 운전기사들은 과로와 운동부족 때문에 위장이 나빠진 사람들이 많은데 위장약 가운데도 항히스타민 성분 또는 그 비슷한 작용을 하는 성분이 들어 있는 것이 많다. 특히 위가 쓰리고 아픈 것을 멈추게 하는 진통제가 들어 있는 위장약이 그러하며 근육이 풀려서 팔다리에 힘이 빠지고 눈동자 동공의 수축력이 약해져서 시력이 일시적으로 약해지기 때문에 운전에 큰 지장을 준다. 고혈압인 사람이 혈압 강하제를 복용해도 귀가 울리고 어지럼증이 생기므로 핸들을 잡으면 안 된다.

  이런 약들은 운전하기 전에는 복용하지 말아야 하며 부득이한 경우는 의사나 약사에게 지금 차를 운전하고 있다는 것을 알리고 운전에 지장이 없는 성분이 든 약을 받아야 한다. 자동차 운전뿐만 아니라 정밀한 기계를 조작할 때도 그런 약은 금해야 한다.

계절별 건강체크 ①
# 이른봄과 춘곤증

건강의 가장 근본은 환경에 대한 적응력이 강한가, 약한가에 달려 있다. 어떤 환경이 되더라도 끄떡없이 적응되는 능력을 적응력이라고 한다.

어떻게 하면 적응력을 강화시키느냐가 건강법의 중심이라고 할 수 있다. 단순히 체력이나 강화시키는 것만으로 적응력이 강해졌다고는 할 수 없다. 약골처럼 보이면서도 강단이 있는 사람도 있고 보기에는 허우대가 멀쑥하면서도 저항력이 약한 사람도 있다. 그래서 요즘은 건강의 기준을 덩치만 큰 것을 가지고 말하지 않는다. 요즘 어린이들이 좋은 환경에서 잘 자라는 것은 좋지만 과잉보호로 마치 온실의 화초처럼 성장했기 때문에 보기에는 건강해 보여도 야무지지 못하고 묽은 것이다. 그러므로 건강법은 여러 가지 환경 가운데서도 끄떡없이 이겨나갈 수 있는 적응력을 만드는 데 중점을 두어야 한다.

환절기에는 감기에 걸리기 쉽다. 그동안 잠복되어 있어 대수롭지 않던 병이 나타나는 것도 환절기이다. 또한 유난히 노곤하고 잠을 자도 잔 것 같지가 않고 여기저기 삭신이 쑤시며 식욕도 없는 등의 증상들이 나타난다.

이는 기후 변동에 적응이 미처 되지 못하면 그렇게 된다. 사람은 자연을 정복했노라고 큰 소리를 치지만 어림도 없다. 사람은 역시 환경과 자연의 지배를 받는 존재라는 것을 겸허하게 인정하고 적응력을 키우도록 하여야 한다.

겨울이 지나고 봄철이 되면 피로해지기 쉽다. 이러한 춘곤증의 가장 큰 원인은 겨울철 추위 때문에 체내의 비타민 $B_1$이 모자라게 되기 때문이다. 평상시에 식성이 단것〔甘味〕을 좋아하고, 잡곡이나 콩류는 좋아하지 않고, 야채·표고버섯·미역 등은 별로 먹지 않으며, 인스턴트 식품을 자주 먹는 사람에게 비타민 $B_1$ 결핍증이 생기기 쉽다. 지금 열거한 식성을 전부 반대로 고쳐나가도록 하는 것이 필요하다. $B_1$의 하루 소요량은 성인이 1.0mg이지만 $B_1$이 흡수되기 어려운 체질이라든가, $B_1$을 파괴하는 효소가 창자 속에 존재하는 체질의 사람은 1.0mg의 2~3배는 섭취하도록 하여야 다리가 무겁고 피로하므로 주식은 잡곡밥이 쉬운 것을 방지할 수 있다.

봄철 식단을 꾸밀 때 현미밥, 보리밥, 팥밥 등이 $B_1$이 풍부하므로 주식은 잡곡밥이 좋고, 또 콩에도 $B_1$이 많으므로 비지를 비롯해서 대두콩으로 만든 음식을 먹도록 하는 것이 좋다. 김, 미역, 버섯, 참깨 등에도 $B_1$이 많다. 또 체질적으로 $B_1$ 파괴 효소가 있는 체질의 사람은 마늘, 양파, 파, 달래, 부추 등을 많이 먹도록 하여야 한다.

이런 채소들 속에는 '알리인'이라는 성분이 들어 있어서

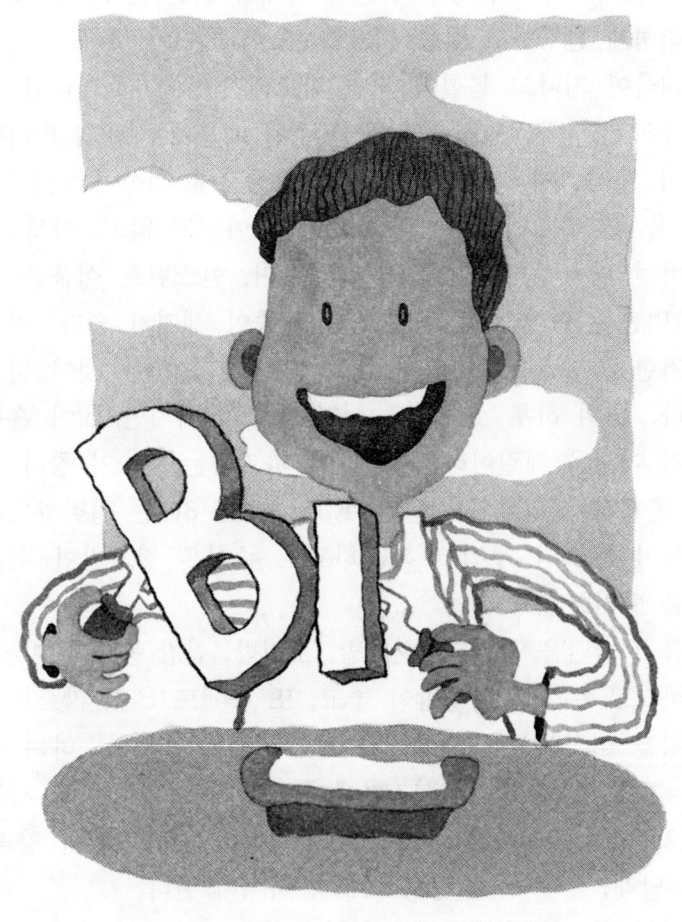

$B_1$과 결합되어 '알리지아민'이라는 활성 비타민 $B_1$이 생기게 하는 작용을 한다. 그러면 $B_1$이 파괴되지 않고 고농도로 흡수되어 춘곤증을 방지할 수 있다.

현재 춘곤증이 심해서 급히 체력을 강화하여야 할 사람은 약으로 되어있는 활성 비타민 $B_1$을 구해서 복용하면 빠른 효과를 볼 수 있다.

단것을 좋아해서 설탕이 들어있는 것을 많이 먹으면 체내의 $B_1$이 많이 소비되므로 춘곤증이 심한 사람은 단것을 피하는 것도 좋은 처방이 될 것이다.

계절별 건강체크 ②
# 여름철 건강관리

"에이 지겨워, 이 놈의 더위 언제나 물러가나."
 유난히 더위를 참지 못하는 사람이 있다. 얼른 삼복 더위 다 물러가고 가을이 되기를 바란다. 인생을 그와 같이 재촉하면서 산다면 결국 어디를 가려고 그렇게 서두르는 것일까.
 인생은 살아가는 과정이 인생이지 어디를 꼭 가야 하는 목적지가 있는 것은 아니다. 그렇게 재촉하다 보면 결국은 인생을 떠나는 것밖에 없다. 그렇다면 더위도, 인생을 떠나는 것보다는 살아서 더위를 참는 것이 낫다고 생각하여야 할 것이다. 더울 때는 더워서 좋고 추울 때는 추워서 좋다는 식으로 모든 일을 긍정적으로 받아들이는 것이 건강한 삶이라고 할 수 있겠다.
 우리나라처럼 4계절이 뚜렷한 나라가 없다. 한평생 얼음 위에서 살아야 하는 에스키모인들도 있고, 섭씨 40도 펄펄 끓는 사막에서 사는 사람들도 있다. 그런 것을 생각하면 우리처럼 행복한 민족이 또 어디 있겠는가. 그런 생각은 못하고 모든 것을 지겨워하며 사는 것을 짜증스럽게 생각하면 세상을 떠나는 수밖에 도리가 없는 것 아니겠는가.

더위 때는 누구나 축 늘어지고 식욕도 떨어지고 피곤한 것은 말할 나위도 없다. 느끼는 정도의 차는 있을 망정 여름에 더운 것은 누구나 매일반이다. 다만, 더위에 어떻게 잘 적응하여 나가느냐가 문제인 것이다. 더위에 적응되지 못하면 더위에 지치게 된다. 그런 사람을 더위를 탄다고 한다. 물론 평소에 몸이 약하거나 지병이 있어서 더위 때문에 건강이 나빠지는 경우도 있을 수 있다. 그런 사람은 특히 조심하여 무리하지 말고 더위에 순응해 나가도록 하면 그런 대로 건강을 유지해 나갈 수 있다.

### ●더위를 이겨내는 식보(食補)

여름에는 기온만 높은 것이 아니라 습도도 높기 때문에 무더워서 지치게 된다. 소위 불쾌지수(不快指數)라는 것으로 불쾌지수는 (섭씨 온도+습도)×0.72+40.6을 말하는데, 불쾌지수 60~70이면 아주 상쾌한 기상 상태이다. 불쾌지수가 75이면 사람들이 약 절반이 불쾌감을 느끼게 되고 80이면 모두 무더위를 느껴서 불쾌하게 되며 85 이상이 되면 모두 고통스럽게 된다.

불쾌지수가 높아지면 체내의 비타민 $B_1$의 소모가 많아진다. 보통때는 하루의 비타민 $B_1$ 필요량이 2~3mg인데 여름에는 그것의 약 10배 정도 필요하게 된다. 기온만 높고 습도가 높지 않으면 그래도 참을 만한데 습도가 높아져서 무더워지면 힘들어 진다. 불쾌지수가 높아지면 신경과 근육의 활동성이 떨어져서 온 전신이 나른하고 골치가 띵하고 잠도 잘 오지 않는다. 따라서 식욕도 떨어지고 위액 중의 위산이 분비되지 않는 경우도 있다.

그러므로 여름에는 무엇보다도 먼저 비타민 $B_1$이 모자라지 않도록 보급하여 주는 것이 필요하다. 비타민 $B_1$은 아시다시피 흰 쌀밥보다 현미밥이나 보리밥에 많고 채소로는 샐러리, 마늘, 부추 등에, 육류로는 돼지고기, 뱀장어 등에 많이 들어 있다. 특히 마늘은 비타민 $B_1$과 결합되어 흡수되기 쉬운 활성비타민 $B_1$을 만드는 작용이 있으므로 여름철에 풋마늘이나 마늘장아찌가 구미에 맞는 것도 자연의 섭리인 것이다.

'시식(時食)'이라고 하여 제철 것을 제철에 먹도록 하는 것이 자연식의 가장 기본적인 원리의 하나이다. 채소, 과일, 생선 등 모든 식품은 계절따라 생산되는 것이 다르다. 여름에는 여름 채소를 먹고 여름 과일을 먹어야 더위를 이겨낼 수 있다. 수박, 참외, 오이, 가지 등 채소는 모두 몸의 열을 식혀 주는 식품들이기 때문에 여름에는 그것을 먹어야 한다. 그런데 요즘 비닐하우스 재배가 발달되어 계절 없이 채소나 과일이 생산되지만 겨울에 수박이나 참외를 먹는 것은 몸에 이롭지 못하다.

여름에는 식초가 들어 있는 음식이 식욕을 돋우고, 또 여름에 변하기 쉬운 음식을 안전하게 하는 성질이 있다. 여름철의 새콤한 오이 냉국이나 물미역 나물이나 냉국이 얼마나 맛나고 좋은가. 콩〔大豆〕에도 비타민 $B_1$이 많기 때문에 표고버섯 찌개도 좋다. 레몬 쥬스, 토마토 쥬스, 녹즙 등을 만들어 먹으면 수분이 공급되어 이뇨작용을 하므로 땀이 적어져서 좋다.

푸성귀에는 빈혈 치료에 필요한 엽산(葉酸), 엽록소, 비타민 C 등이 풍부하기 때문에 상추쌈도 여름철 음식으로 십상이다. 된장, 돼지고기와 같이 밥을 듬뿍 상추잎에 싸서 입을 크게 벌리고 먹는 맛이란 형언할 수 없는 우리 음식의 멋이라고 할 수 있겠다.

유난히 몸이 약해서 더위를 이겨내기 힘든 사람은 여름철만이라도 활성비타민 $B_1$제를 복용하면 좋다.

여름철의 식보(食補)로 한 가지 중요한 것은 고단백(高蛋白) 식품이다. 우리 조상들은 그런 것을 옛날부터 알고 있어서 삼복 더위에는 개장국, 삼계탕 등을 거의 필수적으로 즐겼다. 또 뱀장어가 좋으며 일본 사람들은 삼복 더위를 이겨내는 데는 반드시 장어 구이를 먹어야 한다는 풍습이 있다. 요즘 장어가 너무 비싸기 때문에, 구하기 힘들면 바다 뱀장어(아나고)도 괜찮다.

더울 때에 푸짐한 음식을 펄펄 끓게 하여 먹는 것은 이를테면 이열치열(以熱治熱)의 더위를 이겨내는 방법이라고 할 수 있겠다. 우리 조상들이 여름철에 더위를 이겨내는 음료를 만들어 마신 것을 한 가지 소개하고자 한다.

생맥산(生脈散)이라고 하는 것인데 이름부터 맥이 빠진 것을 맥이 생기게 한다니 그럴 듯하다. 처방은 한 사람 1인분이 맥문동(麥門冬) 8g, 인삼 4g, 오미자(五味子) 4g인데 이를 달여서 꿀이나 설탕을 넣어서 마시면 향기롭고 맛이 좋아 요즘의 웬만한 드링크제보다 낫다. 재료는 건재약국에서 쉽사리 구할 수 있다.

　여름철에 덥다고 무턱대고 차거운 음료로 배를 채우고 밤 새워서 맥주를 마시든가 하면 더욱 허탈하게 되어 식욕도 잃고 원기도 쇠약해진다. 여름철에는 충분하게 수면을 취하도록 하여야지 잠이 모자라면 더위를 탄다.

　덥다고 차가운 물 속에 뛰어 들면 특히 술 기운이 있을 때에는 바로 자살행위가 된다. 또 선풍기 바람을 너무 직통으로 쏘이면 때에 따라서 심장마비로 사망하는 수도 있고 에어콘〔冷房〕도 지나치면 소위 냉방병에 걸린다. 여름은 뜨거운 것이 제격이기 때문에 씩씩하게 정면으로 더위를 받아 넘기는 것이 여름철 건강법의 기본이라고 할 수 있겠다.

계절별 건강체크 ③
# 가을철 건강관리

　무더운 여름이 지나가고 상쾌한 초가을로 접어 들고 있다. 가을철을 천고마비(天高馬肥)의 계절이라고 하는데 이는 공기가 맑아 하늘이 드높으니 몸이 날아갈 듯이 홀가분하고 식욕이 좋아서 살이 찌는 계절이라는 뜻이 되겠다.
　여름 더위에 지쳤던 몸과 마음의 피로를 깨끗이 씻고 건강을 회복하여야만 겨울을 맞이할 수 있지 않겠는가. 그러려면 여름 동안에 자기의 건강이 어느 정도이었는가를 스스로 체크해볼 필요가 있다.
　그 결과 아무래도 이상한 증상이 있는 것 같으면 빨리 건강진단을 받도록 하는 것이 올바른 건강관리의 기본이 된다. 그런 뜻에서 몇 가지 체크 포인트를 같이 생각하여 보도록 하는 것이 좋겠다.

　● 식욕과 수면상태
　식욕은 몸과 마음 전체가 건강하면 저절로 좋아지게 마련이다. 식욕은 대뇌(大腦)의 시상하부(視床下部)라는 곳에 식욕 중추가 있어서 거기서 식욕을 좌우한다. 그러나 식욕이 조절되는 메카니즘에 대해서는 아직도 모르는 점이 많다.

불규칙하고 의욕이 없는 생활을 하면 식욕이 떨어진다. 식욕이 없다고 하여 단순히 소화기의 문제라고 단정하여 공연히 소화제를 남용하는 것은 도움이 되지 않는다. 이상하게 식욕이 없을 때에는 다른 병이 생기려고 하여서 그러는 것은 아닌가 진찰을 받아 보는 것이 좋다.

또한 운동 부족, 스트레스 때문에 생기는 것이라면 원인을 제거하도록 하고 그래도 회복이 되지 않으면 위하수증(胃下垂症) 때문에 식욕이 나쁜 경우도 있을 수 있으므로 진찰을 받아 보아야 한다.

위하수는 위가 아래로 늘어져 처진 상태이며 체질적인 것이지 병이라고 까지는 할 수 없다. 이는 규칙적인 식사, 잘 씹어서 천천히 식사하는 습관, 운동 부족이 되지 않는 생활 등으로 체질 개선을 할 수 있다.

잘 자는 사람이 건강하며 어린이들도 밤에 보채지 않는 아이가 잘 자란다. 수면 부족이 되면 주의력이 산만하게 되고 운동 기능이 떨어지고 신경의 긴장 상태, 간 기능의 저하 등이 생기고 오래 계속되면 건강을 해친다.

수면도 식욕과 마찬가지로 전신 상태, 몸과 마음의 종합적인 상태에 의해서 좌우된다. 수면이 잘 되기 위해서는

① 일찍 자고 일찍 일어나는 규칙적인 생활을 해야 한다. 정상적으로 활동을 하여 피곤하면 저절로 잠이

오게 마련이다.
② 잠이 오지 않는 것을 술이나 수면제로 해결하려고 하다가는 습관성이 되므로 특별한 경우가 아니고는 사용하지 말아야 한다.
③ 저녁식사를 너무 많이 포식하면 수면 상태가 안좋아진다.
④ 정신적인 고민, 스트레스 따위도 수면불량이 되게 하는 원인이 된다.

• 피로와 스트레스 처리

현대사회는 옛날의 전원 목가적인 시대와 달라서 인간관계도 각박하게 되고, 공해, 자녀들 진학문제, 가정경제 등으로 스트레스를 받는 일이 늘어나고 있다. 스트레스는 매일 풀어 나가도록 하여 축적시키지 말아야 한다. 스트레스가 쌓이게 되면 마음이 초조하게 되고 소화기 장애가 생기며 온 전신의 부정수소증(不定愁訴症)이 생긴다. 혈압도 높아지고 두통, 어깨 결림 등도 생긴다. 스트레스 해소는 여러 해소 방법이 있겠지만, 신앙심에 의하여 마음의 평온을 찾는 것도 그 중 한 방법이다.

요즘 스트레스 해소법이라고 하여 3R이 필요하다고 표현한 사람이 있다. 3R이란, 즉 Rest(휴식) Relaxation(긴장을 품) Recreation(오락, 운동 등 취미 활동)의 세 가지를 뜻하는데, 우리의 일상생활에서 이 세 가지의 R을 어떻게 활용하는가가 생활의 지혜라고 할 수 있겠다.

피로는 근육 또는 정신 활동에 의하여, 활동력이 일시적으로 저하되어 능률이 떨어진 상태를 말한다. 일을 한 뒤에는 적당한 휴식을 취하라는 생리 현상이라고 할 수 있다. 휴식을 취하면 다시 원기가 되살아나서 씽씽하게 기력이 충만하는 것이 정상적인데, 피로에 지쳐서 휴식하여도 좀처럼 회복이 되지 않는 상태는 비정상적이라고 할 수 있다. 피로 회복에는 영양 보충, 휴식, 목욕, 맛사지 등이 필요하다. 한도를 지나쳐서 과로하는 것은 피하도록 하여야 한다.

• **알맞은 호흡, 맥박, 체온, 혈압, 체중**

정상적인 상태에서의 호흡수는 1분 간에 갓난아이 40~60, 아동 20~30, 성인 15~20이며 1분 간의 맥박수는 갓난아이 120~140, 젖먹는 아기 120 전후, 국민학생 70~80, 성인 70 전후이다. 체온은 36~37℃ 정도가 보통이며 밤에는 낮아지고 낮에 더욱이 오후나 저녁 때에는 최고가 된다.

"사람은 혈관과 더불어 늙는다."라는 말이 있다. 동맥경화증과 고혈압이 모든 성인병의 원인이 된다는 뜻이다. 동맥경화증과 고혈압이 있는가를 알아 보기 위해서는 혈압을 측정해야 한다. 그러므로 건강 관리에 관심이 있는 사람은 반드시 자기 혈압을 알고 있어야 한다. 혈압 상태에 따라서 생활방식을 고쳐나가도록 하는 것이 건강 관리의 기본이 된다. 고혈압은 일반적으로 최대 혈압이 150이상, 최소 혈압이 90이상인 경우를 말한다. 만약 고혈압으로 나타났으면 원인을 찾아서 생활을 고쳐야 한다. 염분 섭취가 지나치게 많거나 비만증, 스트레스, 운동 부족 등이 고혈압의 원

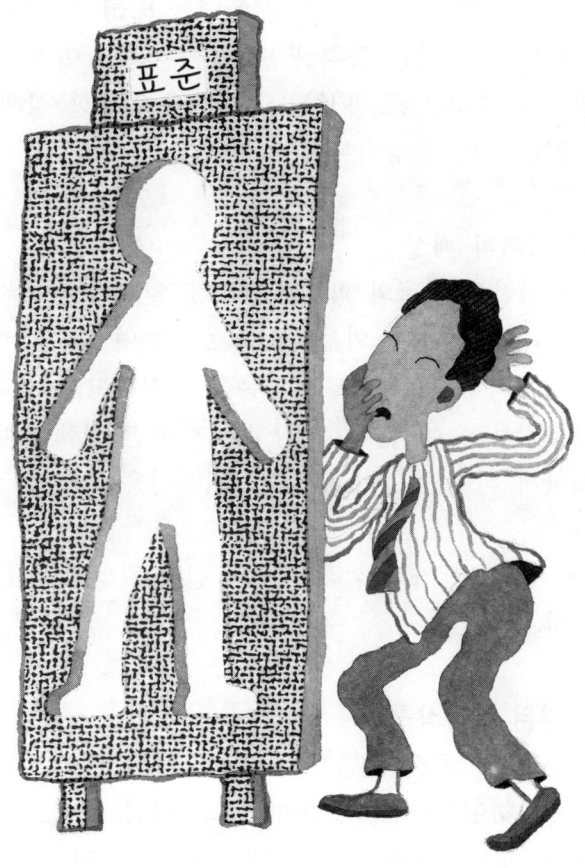

인이 된다.

체중도 체질에 따라서 차이가 있지만 보통은 표준 체중을 유지하는 것이 가장 좋다. (신장cm−100)×0.9kg의 표준 체중을 중심으로 하여 ±10% 정도의 범위가 정상적인 체중이다. 체중이 늘어난다거나 줄어든다 해서 기뻐하지도 말고, 또 까닭없이 체중이 늘어나거나 줄어드는 것에 무심하여서는 안 되며 반드시 그러한 원인을 밝혀야 한다. 모든 세상일이 다 그렇지만 급격한 변화는 어딘가 이상이 있을 때 나타난다. 그러므로 체중도 꾸준하게 일정한 상태를 유지하고 있는 것이 정상적이다.

### ●피부 상태와 배설

건강한 사람은 얼굴의 피부만 보아도 알아볼 수 있다. 피부는 ＊신체 내부를 외부로부터 보호하며 ＊신진대사의 노폐물을 체외에 배설하고 ＊체온을 조절하고 ＊감각기관으로서의 작용 등을 한다. 건강이 나빠지면 안색이 나빠지고 꺼칠하게 되며 손발이 냉하게 되는 것은 누구나 경험하는 바이다.

이상과 같은 몇 가지 점검을 하여 건강 관리에 소홀이 없도록 하자.

### ●가을철의 건강식품

입추(立秋)와 처서(處署)가 지나면 아무리 늦더위가 극성스럽다고 하여도 맥을 못쓰게 된다. 아침 저녁으로 선선한 기운이 감돌아 한편으로는 상쾌하기도 하지만 또 한편으로는 왜 그런지 쓸쓸한 기분이 든다.
　여름철 더위와 장마에 시달렸던 몸과 마음의 원기를 회복시키려니 보약 생각이 저절로 나기도 한다. 그래서 우리 조상들은 가을철에는 보약을 즐겨 복용하였다.
　그러나 보약 중에서 가장 좋은 보약은 뭐니 뭐니해도 식보(食補)가 제일이다. 그래서 가을철로 접어들면 식욕이 나기 마련이고 잘 먹으면 여름 동안에 여위었던 몸에 살이 찌기 시작한다. 바야흐로 다가올 겨울 추위에 대비하기 위하여 피하 지방이 생겨서 복실복실 보기 좋게 되는 것이다.
　그런데 자연의 섭리가 오묘하게 되어 있어서 삼복 더위가 지나가면 그 많던 수박과 참외는 어느덧 자취를 감추게 되고 그 대신 포도, 사과, 배, 밤 등의 과일이 나돌게 된다. 그런 과일들은 모두 당질이 많아서 칼로리를 섭취하는 데 제격이다. 수박, 참외 등은 여름에 더위를 식히고, 땀으로 빠져 나간 수분을 공급하기 위하여 자연이 마련하여 준 것이다. 이런 이치로 생각한다면 구태여 겨울철에 수박, 참외를 먹을 필요는 없다. 오히려 건강에 도움이 되지 않을 수도 있다는 것을 생각해야 한다.
　건강을 위한 올바른 식생활을 위해서는 제철 것을 제철에 먹는 것이 필요하며 그와 같은 원리를 '시식(時食)'이라고 한다. 과일이나 채소뿐만 아니라 물고기, 생선 등도 계절에 따라서 잡히는 것이 다르다. 가을에는 미꾸라지(鰍魚)가 통통하게 살이 쪄서 먹기 좋다. 그러므로 가을에는 추어탕이 여름 더위에 지친 몸에 원기를 보충해 주는 음식으로 각광을 받는다.

미꾸라지는 단백질과 비타민 A가 장어와 맞먹게 풍부하며 칼슘도 많다. 미꾸라지는 지방질이 적은 대신 단백질이 많고 비타민 $B_2$(0.44mg), 비타민 A, 칼슘(100g 중 640mg) 등이 들어 있다. 칼슘은 신경을 튼튼하게 하며 자율신경실조증과 스트레스를 치유시키는 데 효과가 있다.

미꾸라지는 물에 한동안 담아두고 식용 기름을 몇 방울 떨어뜨려 두면 감탕흙을 토해내므로 물을 몇 번 갈아준다. 이와 같이 깨끗이 한 미꾸라지를 프라이 팬에 기름을 넣고 살짝 볶아 물기를 뺀 다음 뚝배기에 넣고 물을 적당히 부어 약한 불로 오래 끓이면 뽀얀 수프가 된다.

또 정력제 식품으로 뺄 수 없는 것이 굴조개이다. 굴은 비타민 $B_1$, $B_2$, C 등이 비교적 많이 들어 있고 간장을 보호하며 곧장 칼로리가 될 수 있는 글리코겐 성분이 풍부하게 들어 있다. 또 미량 원소인 미네랄이 많이 들어 있는데 철(100g 중 8mg)이 많아 빈혈에 좋고, 요드가 들어 있어 갑상선(甲狀腺) 기능을 좋게 하며 아연(亞鉛)도 들어 있다. 아연은 직접 정력과 관계되는 금속 원소로 근래 주목을 받고 있다. 황달과 간장병에도 좋다.

그런데 굴은 1년 내내 아무 때나 먹어도 좋은 것이 아니라 산란기(産卵期)에는 먹지 못한다. 그것이 언제인가 하면 5월에서 8월까지의 4개월이고 9월부터는 먹기 시작할 수 있으며 이때부터 영양과 맛이 좋아진다.

서양 사람들은 5월에서 8월까지는 달을 표시하는 영어에 R자가 붙어 있지 않다. 그러므로 굴조개는 달 이름에 R자가 붙기 시작하는 9월부터 먹어야 한다는 것이다.

계절별 건강체크 ④
# 겨울철 건강관리

앞에서도 언급한 바가 있었지만, 건강의 근본은 적응 능력에 있다. 환경이 아무리 변화되어도 신체 기능과 마음을 조절하여 적응해 나갈 수 있는 사람은 건강한 사람이고 적응하지 못하여 이상이 생기면 건강하지 못한 것이다.

계절이 바뀌는 환절기가 되면 감기가 많아지는 것도 기온과 공기 변화에 적응하지 못하기 때문이다. 어떤 환경에서나 적응하기 위해서는 평상시에 건강생활을 하여 몸과 마음을 저항력이 강한 상태로 만들어야 한다. 모든 병이 신체나 정신에 허점이 있을 때에 생기는 것이므로 언제나 유비무환의 태세를 지니고 있어야 한다.

약골인 사람은 겨울이 되는 것을 두려워하지만 튼튼한 사람은 겨울을 환영한다. 우리나라처럼 4계절이 뚜렷한 나라는 지구상에서 가장 복받고 행복한 나라임을 알고 고맙게 생각해야 한다. 겨울이 오는 것을 끔찍하게 생각해서는 안 된다. 더울 때는 더워서 즐겁고, 추울 때는 추워서 좋다는 긍정적인 생각이 건강에도 좋다. 그러므로 결코 겨울의 추위를 피하려고 하지 말고 정면으로 환영하는 긍정적인 자세가 겨울을 건강하게 보낼 수 있는 첫째 조건이라 할 수 있다.

겨울은 춥고, 바람이 불며, 공기가 건조한 계절이기 때문에 누구나 감기에 걸리기 쉽다. 겨울은 추위를 이겨내기 위하여 체내의 영양분과 비타민 등의 소모가 많아지는 계절이기도 하다. 또한 해가 짧기 때문에 옥외에서 태양 광선을 쬐는 시간도 적어진다. 자연히 방안에서 여러 사람이 같이 있는 시간이 많아져 공기도 혼탁하고 몸의 저항력도 약해지기 마련이다. 더욱이 평시에 고혈압이나 심장병 등의 지병이 있는 사람은 겨울철에 자칫하면 악화되기 쉽다. 또 겨울에는 연말, 연시가 끼여 있기 때문에 분주하고 초조하며, 밤 늦게까지 폭음을 하는 기회도 많아진다. 그리고 학생들은 입시 준비 끝마무리에 피치를 올려야 하며 사업가는 사업가대로 일년 결산을 맞추어야 하기 때문에 겨울이야 말로 건강을 해치는 천재(天災)·인재(人災)가 겹친 계절이라고 할 수 있겠다.

● 제철 음식 섭취로 감기 예방

겨울의 건강법도 연령에 따라서 다르지만 우선 공통적으로 지적하고 싶은 것은

① 낮이 짧고, 밤이 길어도 규칙적인 생활을 하여야 하고
② 폭음, 폭식은 하지 말아야 하며
③ 겨울철에는 겨울철 음식을 먹어야 한다는 것이다.

겨울철에 점막세포의 저항력을 키우기 위해서는 비타민 A와 비타민 C가 절대적으로 필요하다. 겨울철의 늙은 호박, 겨울철에도 얼어죽지 않는 시금치, 겨울철 내내 먹을 수 있는 고구마, 호도 등에는 비타민 A가 되는 베타·카로틴이 풍부하게 들어 있다. 동태 간에도 비타민 A의 함량이 많다. 온실에서 재배해 비타민이 많지 않은 채소보다는 이와 같은 계절음식을 먹어야 한다.

비타민 C가 감기의 예방과 치료에 절대적으로 필요한데, 우리의 전통 김장이야말로 비타민 C의 공급원으로 으뜸이다. 겨울철에 귤이 많은 것도 비타민 C를 많이 섭취하여 감기에 걸리지 말라는 자연의 섭리인 것이다. 한 가지 더 다행스러운 것은 근래 우리나라에서도 비타민 C 함량이 많기로 유명한 키위가 많이 생산되고 있다. 동지 팥죽, 대보름날의 부럼 등 우리의 전래 풍습도 겨울철에 모자라기 쉬운 비타민을 비롯하여 여러 가지 영양소를 확보하기 위한 생활의 지혜인 것이다.

춥다고 난방을 하는 것은 좋은데 환기도 시키지 않고 방 안에만 들어 앉아 있으면 공기가 탁해져서 감기가 가족 전체에 퍼진다. 가스 중독도 조심해야 하며 가끔 환기를 시켜주는 것이 필요하다. 그러나 밤에는 문틈으로 들어오는 바람 때문에 감기에 걸리기 쉬우므로 바람이 새어 들어오지 않게 문풍지, 플라스틱 테이프 등으로 막는 세심함도 필요하다.

● **연령에 맞는 건강법**

겨울철 건강관리법에서 주의해야 될 사항을 연령별로 적어 보기로 한다.

### 신생아기

갓난아이에게 독감이 옮지 않도록 그 방에는 사람이 모여들지 말고, 어른들은 담배도 조심하고, 공기가 건조하지 않도록 습도를 조절하는 것이 바람직하다. 갓난아이가 독감이 걸리면 감기성 소화불량이 되어 구토·설사를 하며 탈수 상태가 되는 수도 있으니 설사가 있을 때는 특히 조심해야 한다.

### 유아기

추워서 나가지 못하고 방안에서만 놀기 때문에 집안에서의 사고(특히 난방장치에 의한 화상 등)에 주의하고, 목욕도 잘 시켜야 한다. 감기에 걸리면 수분 섭취와 충분한 안정을 취하도록 한다.

### 어린이

춥다고 너무 두껍게 옷을 입히거나, 두꺼운 내의를 입힌 채로 재우지 않도록 한다. 그리고 외출해서 돌아오면 손, 코, 입을 깨끗이 씻는 습관을 실천시킨다. 양치질도 필요하다.

### 사춘기

각급 학교의 입시 준비로 몸과 마음이 피곤하여 저항력

이 떨어져 있다. 엄마가 손수 만든 음식으로 간식을 주도록 하고 인스턴트 음식, 과자류는 좋지 않다. 감기에 걸려서 수험 당일에 열이 나게 되면 곤란하므로 특히 조심해서 비타민 A와 C가 모자라지 않도록 한다. 호도죽, 깨죽, 호박죽 등이 두뇌에도 좋으며 베타·카로틴이 풍부하여 좋다. 잠을 쫓는다고 카페인이 들어있는 음료나 잠오지 않는 약을 함부로 사용해서는 안 된다.

### 청년기
술·담배·밤샘 등을 조심하며, 등산, 스키 등 과격한 운동에 몰두하다가 사고가 나지 않도록 만반의 준비를 게을리하지 말아야 한다. 겨울에는 추위 때문에 반사 신경이 둔해져서 사고가 나기 쉽다. 운동을 할 때에는 예비 운동을 하도록 하여야 한다. 감기에 걸리면 무턱대고 감기약만을 고집하지 말고 감기 고치는 적성을 지키도록 한다.(2일간 휴양, 물 마시기 1ℓ/1일, 약이 필요하면 아스피린 정도)

### 중년기
가정적으로나 사회적으로도 중견이 되고 책임이 무거워지는 때이므로 각별히 신경을 써서 규칙적인 생활을 하여야만 한다. 본인 자신은 물론 가족들도 협조하여야 한다. 연말 연시에는 과음하지 않도록 특히 조심하며 고혈압, 심장병, 당뇨병, 통풍, 간장병 등의 지병이 있는 사람은 추위, 과식, 과음, 스트레스 등에 조심하여야 한다.

고령기

　지병이 있는 사람들은 특히 조심하고 무리하지 말아야 한다. 몸과 마음의 안정을 지켜야 하며, 새벽의 등산, 냉수욕 등은 금물이며, 가끔 혈압도 점검하여 건강관리에 각별히 신경을 써야 한다. 고령자는 병이 꽤 심해져도 젊은이들처럼, 고통이나 증상이 뚜렷하게 나타나지 않으므로 자칫하면 시기를 놓치는 수가 많다. 밤중에 일어나서 화장실 가는 데도 급격히 차가운 변화가 있어서는 안 된다.
　어느 나이를 막론하고 평상시에 인삼을 늘 복용하면 몸과 마음의 저항력과 환경 변화에 대한 적응력이 생기고 스트레스를 이겨내는 힘이 생긴다. 이와같이 인삼은 근본적으로 건강을 증신시키는 것이지 일시적인 대증요법의 효능이 아니기 때문에 인삼을 보약 중의 보약이라고 하는 것이다.

● 겨울철에 잘 오는 신경통
　추운 겨울이 되면 신경통 환자가 늘어나게 마련이다. 신경통이란 어떤 신경, 예를 들자면 늑간신경(肋間神經)이라든가 좌골신경(坐骨神經) 등에 병이 생기거나 외부로부터 압박을 받았다든가 해서 그 신경의 경로를 따라서 통증이 생기는 것을 말한다. 또 신경통이 생기는 것은 류머티스, 당뇨병, 알콜중독, 추간판(椎間板) 헤르니아(흔히 디스크라 함) 등에 기인하는 경우도 많다. 어깨의 통증, 목이나 팔 등에 병이 생겨도 통증이 생기는데, 그런 것들의 원인을 따지지 않고 무턱대고 신경통이라고 몰아붙이는 것은 잘못이다.
　무엇이나 통증이 있는 것은 모두 다 신경통이려니 하고

가정에서 피부 바깥에 약을 붙이거나 일시적으로 통증을 멈추는 진통제를 복용하는 등 대증요법(對症療法)만을 하면서 시간을 보내는 것은 잘못이다. 가령 왼쪽 어깨부터 팔에 걸쳐서 심한 통증이 있다면 협심증이나 심근경색증 등의 위험한 심장병이 생기려고 하는 조짐일 수 있다. 그러므로 전문의의 정확한 진단을 받아야지, 통증을 모두 신경통이라고 단정해서는 위험하다.

일반적인 신경통의 치료는 아픈 곳 및 몸 전체를 따뜻하게 하여 주는 것이 무엇보다도 필요하다. 이와같이 따뜻한 것이 필요하기 때문에 신경통 환자에게는 추운 겨울이 질색인 것이다. 신경통이 있는 사람은 겨울철에 따뜻한 방에서 몸을 냉하게 하지 않고, 매일 밤 너무 뜨겁지 않은 목욕물에 담가서 약탕을 만들어 들어가면 목욕 후에도 몸이 식지 않아서 좋다.

우리가 보통 신경통이라고 하는 것 중에는 근육의 혈액순환이 잘 되지 못해 피로 물질이 근육에 축적되어 뻐근하게 아픈 경우가 많다. 그런 통증은 따뜻한 물로 목욕을 한 후 주물러서 안마를 해 주면 혈액순환을 잘되게 하고 곧 풀린다. 어깨가 뻐근히 결리는 증상이 고혈압 때문에 생기는 경우가 있다. 그러므로 어깨가 자주 결리는 사람은 때때로 혈압을 체크해 볼 필요가 있다.

어딘가 만성적으로 통증이 있으면 정확한 진단도 없이 지레짐작으로 신경통이라고 이름 붙이는 경우가 많기 때문에 신경통이라는 용어처럼 남발하면서도 막연한 것이 없다. 그러므로 관절 류머티스, 어깨 관절 주위염, 견비통, 요통,

통풍(通風), 추간판 헤르니아(속칭 디스크) 등을 모두 합쳐서 신경통이라고 하지만 정확한 진단없이 진통제나 스테로이드 호르몬제를 무턱대고 사용하면 약의 부작용 때문에 고생하게 된다.

또 무리하게 물리치료, 지압 등을 심하게 하는 것이 도리어 해로운 경우도 있다. 때로는 침술이 효과가 있다는 사실이 현대의학에서도 인정되고 있지만 모든 신경통에 다 적용되는 것은 아니다. 운동 부족, 편식에 의한 산성 체질, 변비증 따위가 신경통의 원인이 되는 경우도 있다.

하여튼 어딘가 통증이 생기면 반드시 원인을 알아내서 알맞은 치료법을 강구하여야 하며, 그러기 위해서는 전문가의 진단을 받도록 하여야 한다.

## 제2장

사람은 혈관과 더불어 늙는다

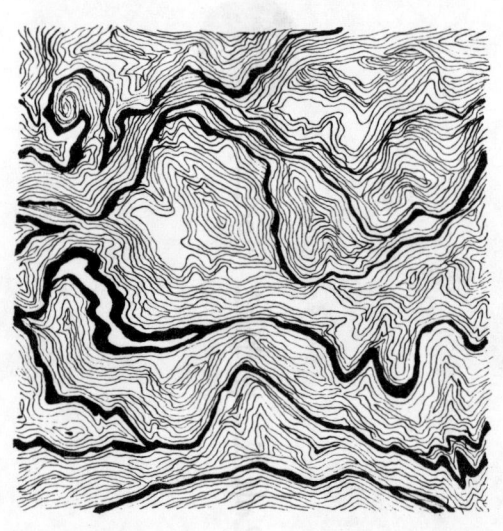

# 현대인과 성인병

● 병도 달라진다

 우리는 삼, 사십 년 전만 하더라도 '인생은 50이라'고 하였고 70세는 대단히 드물다고 하여 '고희(古稀)'라고 하였다.
 그러던 것이 오늘날은 평균수명이 71세가 되었고 어디를 가나 80노인들을 쉽게 볼 수 있게 되었다. 그렇게 되니까 중대한 변화가 생기기 시작하였다. 사람을 사망에 이르게 하는 병의 종류가 달라지게 되었다. 문자를 쓰면 '상병구조(傷病構造)'가 달라졌다는 것이다.
 전에는 폐결핵, 장티푸스, 폐염, 이질, 화농증 등의 균이 감염되어 생기는 감염병(感染病)이 주요한 사망 원인을 차지하였다. 그러나 오늘날은 감염병 시대는 지나가고 다음과 같은 다섯 가지 병이 위협의 대상이 되고 있다. 고혈압, 동맥경화증과 뇌졸중, 암, 심장병, 간장병, 당뇨병과 그로 인한 합병증의 다섯 가지가 오늘날의 주요한 사망 원인이다.
 혹, 독자들 중에도 혈압이 높거나 당뇨기가 있는 분은 이제는 죽을 병이 생겼구나 하고 가슴 뜨끔하게 느끼실지도 모른다.

그러나 그것은 지나치게 예민한 생각이며 그렇게 겁낼 필요가 없다. 연세가 중년 이후가 된 사람치고 약간 혈압이 높거나 당뇨 기운이 있는 정도는 보통 있는 노화 현상의 일종이라고 생각할 수도 있다.

40대 후반이 되면 누구나 노안(老眼)이 생기기 시작하여 명시거리(明視距離)가 멀어지고, 차츰 치아가 약해지기 시작하며 정력도 전보다는 떨어져도 당연한 것으로 받아들이지 큰 병이 생겼다고 걱정하는 사람은 없을 것이다. 혈압이나 당뇨도 그와 같은 노화 현상의 일종이므로 어떻게 하면 진행을 더디게 할 수 있는가가 문제인 것이다.

가느다란 혈관에 수십 년 동안 혈액순환이 되다 보면 혈관에 때가 끼어서 동맥협착증이 생기고, 동맥 내벽에 때가 끼어 혈액과의 접촉이 되지 못하면 혈관이 변성을 일으켜 동맥경화가 생긴다. 그런 혈관을 통하여 혈액순환을 시키자면 전보다도 압력을 높여주어야만 될 것 아닌가. 그래서 혈압이 나이와 더불어 올라가게 되는 것이다. 당뇨만 하더라도 중년 이후가 되면 육체적 활동량이 적어져서 필요한 칼로리가 적어도 괜찮은데, 젊었을 때처럼 식사를 하면 필요없이 많이 흡수된 칼로리를 소변의 당으로 배출하게 되는 것이다. 그러므로 당뇨는 필요없이 많이 먹지 말라는 경계경보 또는 자동제어(自動制御)의 발동이라고 생각하여 고맙게 여겨야 할 것이다.

• 성인병의 특징

앞서 열거한 오늘날의 상병구조인 다섯 가지 병을 통틀

어서 성인병이라고 한다. 중년 이후의 사람에게 생기는 병이라는 뜻이다. 그러나 요즘은 점점 발생 연령이 낮아지고 있어 심지어는 국민학교 아동들에게도 생긴다. 식생활이 자연식을 떠나서 가공식품이 많아져 가고 지나치게 칼로리 섭취가 많아 비만증이 생기기 때문이다.

성인병에 몇 가지 특징이 있다.

첫째는 병이 언제부터 시작되었는지 정확한 시기를 알 수 없다. 뚜렷하게 증상이 나타났을 때는 이미 오래 전부터 병이 생겨서 진행되어 왔다는 것을 알아야 한다. 감염병은 대체로 급성으로 발병하기 때문에 발병한 시기를 짐작할 수 있다. 성인병은 되도록 조기(早期)에 발견하여야만 진행을 막을 수 있다.

그러기 위해서는 정기적인 건강 체크를 받을 필요가 있다. 직장에 소속되어 있는 사람들은 정기적으로 건강진단을 받게 되어 있어 괜찮지만 가족들은 그런 기회가 없기 때문에 때를 같이 하여 일 년에 한두 번 체크를 받는 습관을 지니는 것이 좋다.

둘째는 무슨 원인 때문에 그 병이 생겼는가를 분명하게 가려내기가 힘들다. 보통은 여러 가지 원인이 복합적으로 작용하여서 생긴다. 올바르지 못한 식생활, 운동 부족, 술, 담배, 과로, 스트레스 등이다.

셋째는 어느 한 가지 병이 생겼을 때는 다른 병도 정도의 차는 있겠지만 같이 생겨나게 되는 것이다. 성인병은 신체의 신진대사가 나빠져서 생기는 퇴행성(退行性) 만성병이기 때문이다. 마치 사회의 기강이 문란해지면 여러 가지 범

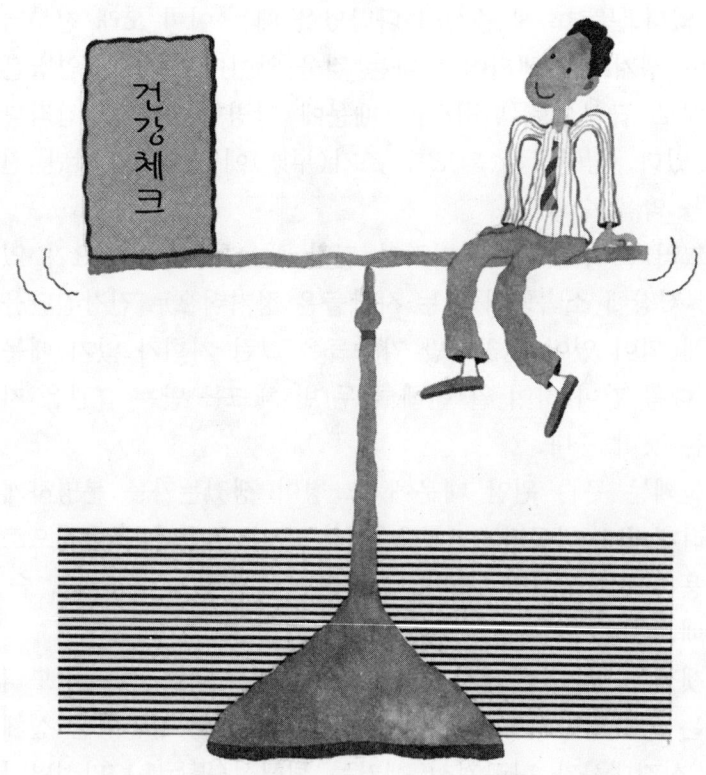

죄가 한꺼번에 많아지는 것과 이치가 같다. 당뇨병이 되면 혈압, 심장, 간장 등에도 이상이 생긴다.

넷째는 성인병은 일단 생기면 완전히 고쳐서 옛날의 건강한 상태로 되돌리기가 힘들다. 진행 속도를 되도록 느리게 하는 것이 치료이다. 성인병이 생겼더라도 진행 속도를 느리게 하고 합병증이 생기지 않게만 하면 성인병이 있으면서도 건강과 장수를 누릴 수 있다. 그러려면 치료법이 일시적인 대증요법(對症療法)이 되지 말고 원인요법과 아울러 생활 자체를 개선하는 것이 필요하게 된다.

- **성인병의 치료원칙**

성인병을 일명 현대병 또는 문화병이라고 한다. 고도 산업사회의 도시집중생활을 하는 환경에서 생긴다는 뜻이다. 아직도 공업이 발달되지 못한 전원목가적인 나라에는 성인병이 많지 않다. 도시생활의 스트레스, 공해, 식생활의 가공식품화 등이 문제가 된다. 또 인조병(人造病)이라는 이름이 생겼다. 성인병이 팔자소관이나 운명 때문에 또는 우연히 생기는 것이 아니라, 본인의 생활 가운데 원인이 있어서 자업자득(自業自得)으로 생기는 병이라는 뜻이다. 이것만 철저히 안다면 성인병을 무턱대고 두려워할 것이 아니라 그러한 생활을 하지 않도록 주의하면 될 것이다.

그래서 현대 의학이 총력을 집중하여 성인병이 생기게 하는 원인을 탐색하고 있다. 아직 완전하게 다 알게 된 것은 아니지만 지금까지 알려진 것만이라도 알아서 병의 원인이 되는 생활을 하지 않도록 하여야 한다.

첫째는 성격과 관계가 있다는 것이 알려지고 있어 성격병(性格病)이라고도 한다. 모든 일을 철저하게 완전무결하게 하려는 것까지는 좋지만 지나치게 경쟁심이 많아서 언제나 마음이 불안하고 조바심 가운데서 시간에 쫓기면서 사는 생활은 지양해야 한다. 제갈량(諸葛亮)이 "모사재인 성사재천(謀事在人 成事在天)"이라고 하였는데 최선을 다해서 일을 꾸미고 추진시키되, 성사되고 안 되는 것은 운에 맡겨야 한다는 뜻이겠다. 초조함과 조바심, 스트레스가 성인병의 원인이 된다는 것은 연구에 의하여 입증되고 있다.

둘째는 습관병(習慣病)이라고 하는데 사람마다 습관이 있게 마련이지만 너무 괴팍스러운 편벽된 습관은 건강을 해친다. 불규칙한 생활, 술·담배 등 기호물에 대한 탐닉, 지나친 편식(偏食) 등의 좋지 못한 습관은 아무리 나이가 많은 사람일지라도 나쁘다고 깨달았으면 지금이라도 고쳐야 한다. 우리의 의식구조는 '세 살 적 버릇이 여든 살까지'라고 하여 자기의 습관을 고집하는 것을 마치 자랑스러운 것처럼 생각하는 경향이 있는데, 사람은 나날이 새로 거듭나는 '일신일신 우일신(日新日新 又日新)'의 생활을 하는 것이 바람직하다.

또 하나 '식원병(食原病)'이라고도 한다. 하루 세 끼 한평생 먹어야 하는 식생활이 성인병의 가장 주요한 원인이 된다는 것이다. 그래서 생겨난 개념이 자연식이니 건강식(健康食)이니 하는 것들인데 그것을 잘못 해석하여 상업주의적으로 흐르는 경향이 있어 안타깝다.

# 성인병은 왜 생기는가

인생에 있어서 생로병사(生老病死)처럼 중요한 문제가 없다. 인간 존재의 본원적인 고뇌가 바로 생로병사인 것이다. 석가모니께서 출가한 것도 사문유관(四門遊觀)이 동기가 되었다고 하지 않는가. 즉 석존께서 성 밖으로 나가시려고 동쪽 성문을 나갔을 때에 늙어빠진 노인을 만나고, 남쪽 문에서는 앓고 있는 병자를 발견하였으며, 서쪽 문에서 죽은 사람을 만나고, 북문에서는 도(道)를 닦는 출가자를 만나 감동했다는 이야기가 경전에 전해지고 있다. 이를 통해서도 알 수 있듯이 생사의 고뇌를 해탈하려고 하는 데서 불교가 출발되었다고도 할 수 있다.

건강법이니 의학이니 하는 것도 결국 이와 같은 사고(四苦)와 관련된 것이다. 의학은 병을 중심으로 하여 어떻게 하면 병이 생기지 않게 하는가, 병이 생기면 어떻게 고쳐야 하는가, 늙지 않는 법은 없을까 등의 인간의 고민과 관계되는 학문이라고 할 수 있다. 그러므로 종교와 의학이 출발점과 목표는 비슷하다고 할 수 있지만, 그와 같은 고민들을 해결하는 방법은 서로 다르다. 이처럼 서로 다른 방법을 어떻게 하면 조화를 이루게 하느냐 하는 것이 또 문제가 아닐 수 없다.

세상을 보면 모든 만물이 '생생사사(生生死死)' 시간과 더불어 변화하여 고정적인 것이 하나도 없다. 변화하니까 시간도 흐르는 것이지 변화되지 않는 곳에는 시간도 없지 않겠는가. 봄이 지나가면 여름이 오고 더위가 지나가면 추위가 오는 것이 사계절이듯이 사람도 나이를 먹으면 늙게 마련인 것이 자연의 이치가 아니겠는가.

볏모가 늦가을이 되면 누렇게 말라야 추수를 하지 계속 푸른 채로 있다면 그것이 오히려 탈인 것이다. 그런데도 사람은 늙어도 젊은이 행세를 하려고 집착을 하는 데서 고민이 생긴다. 아무리 죽고 살고 하는 것이 중요한 일이라고 하더라도 긍정적으로 받아들여야 할 것은 받아들이는 것이 가장 지혜로운 인생이라고 할 수 있다.

그래서 『채근담』에서도 '지생지필사 즉보생지도 불필과로(知生之必死 則保生之道 不必過勞)'라고 하지 않았던가. 생명에는 반드시 죽음이 있다는 것을 깨닫는 것이 생명을 보존하는 길이니 쓸데없이 지나치게 고민할 필요가 없다는 것이다.

그런데 사람들은 늙는 것을 막겠다고 운동이다, 보약이다 지나치게 몸을 괴롭히다가 도리어 건강을 해치고 노화를 촉진시킨다. 도대체 건강에 지나친 관심을 지닌다는 것부터가 잘못이며, 자라나는 소년들처럼 건강에 대한 의식 없이 그저 뛰놀면서 생을 즐기는 것이 최고의 건강법이라고 하는 것을 알아둘 필요가 있다.

## ● 경년변화(經年變化)로 찾아오는 성인병

늙는다는 말이 싫으면 '경년변화(經年變化)'라고 하자. 사람은 나이와 더불어 모든 생리 기능에 변화가 생기게 마련이다. 몸 속에 '생체시계(生體時計)'가 장치되어 있어서 일정한 시간이 지나가면 소년이 청년이 되고 청년은 장년, 중년, 노년으로 변화되게 마련이다.

사람에 따라서 다소의 차이는 있지만 생체시계의 속도는 대체로 비슷하다. 이와 같은 경년변화를 자연의 섭리로 받아들이는 것이 상식이다. 가령 우리가 노화(老化)라고 하는 것 즉, 40대 후반이나 50이 되면 시력이 점차 노안이 되어 돋보기가 필요하게 되는 것이 누구나 어쩔 수 없는 자연적인 것으로 받아들인다. 이와 아울러 점차 치아도 나빠지기 시작하고 성욕도 젊었을 때보다는 점잖게 안정된 상태로 가라앉는 것이 보통이다.

이와 같은 자연적인 경년변화에 역행하여 60세 여인이 얼굴의 주름살을 성형수술하여 20대 처녀처럼 보이려고 하는 데에 무리가 있고 고민이 생기며, 마음에 고민이 생기면 도리어 노화가 촉진된다.

오늘날은 살기 좋은 세상이 되어서 옛날처럼 '감염병(感染病)'때문에 인명이 손상되는 시대는 극복되고 그 대신 성인병 시대가 되어가고 있다는 것은 이미 누구나 다 아는 사실이다.

성인병에만 걸리지 않는다면 누구나 병에 시달림 없이 건강하게 타고난 수명 120세를 살 수 있다. 그래서 성인병을 누구나 무서워하고 걸리지 않으려고 피하는데 따지고 보면 나이가 들어서 성인병 징조가 없는 사람이 도리어 이상하다고 할 수 있다. 혈압이 좀 높다든가, 당뇨 기운이 있다든가 하는 것은 노인들의 시력이 나빠지는 것과 마찬가지로 어쩔 수 없는 경년변화라고 할 수 있기 때문이다.

그와 같은 징조가 나타나면, 그것이 급격하게 진행되지 않도록 모든 행동에 제동을 걸어서 조절을 하면 얼마든지 건강하게 공존할 수 있게 된다. 성인병을 완전히 뿌리 뽑으려고 무리를 하니까, 혹을 때려다가 도리어 혹을 붙이는 격이 되는 것이다. 예를 들자면 이 글을 쓰고 있는 필자는 얼굴에 검은 사마귀가 있다. 그런 것이 잘못되면 암으로 발전된다.

그러므로 따져 보면 사람은 누구나 체내에 암의 씨앗을 지니고 있다고 할 수 있다. 그래도 암으로 발전되지 않는 것은 몸의 저항력이 이겨내고 있기 때문이다. 주색에 빠지거나 마음의 고민 등으로 체력이 약화되면 그와 같은 암의 씨앗이 자라나서 본격적인 암이 되는 것이다. 병균이 없어서 병이 생기지 않는 것이 아니라, 병균이 뿌리를 내릴 수 있는 몸의 허점(虛點)이 있을 때에 병이 된다는 이치를 알 필요가 있다.

• 성인병의 유의점

정확한 것은 아니지만 흔히 말하기를 "나이에 따라서 혈압이 높아지는데 나이에 90을 더한 것 정도가 최고 혈압이 된다." 라는 말이 있다. 나이를 먹으면 동맥혈관이 변성이 생겨서 동맥경화와 동맥협착증이 생기게 마련이며, 그렇게 되면 혈액 순환을 시키는데 좀더 높은 혈압이 필요하게 된다. 그러므로 노인이 되어 다소 혈압이 높아지는 것은 일종의 살기 위한 자구책(自救策)이라고도 볼 수 있다. 그런 것을 무턱대고 약의 힘을 빌려서 혈압을 내려 주는 것만이 근본적인 치료법이 아니다. 식이요법, 체중 줄이기, 운동, 감염식(減塩食), 정신안정 등으로 굳어지고 좁아진 동맥을 되살리도록 하는 생활이 필요하다. 혈압이 높은 것을 알면 술과 담배를 삼가야 한다. 그렇게 하면 시간은 걸리더라도 근본적인 치료가 되는 것이다. 건강법이나 치료법이 잔재주이어서는 안 되고 원인을 제거하여야 한다. 원인 없는 결과가 없으며 그와 같은 인과응보(因果應報) 가운데서 인생이 존재한다는 것을 인연(因緣)이라고 믿는 것이 바로 불법(佛法) 아니겠는가.

당뇨병도 이치를 따지면 간단하다. 나이가 많아지면 음식물로써 섭취해야 할 칼로리가 점점 줄어들게 마련이다. 마치 내일 모레 추수해야 할 논은 그냥 물을 대어두고 비료를 줄 필요가 없다. 필요가 없을 뿐만 아니라 그렇게 하면 벼가 채 익지도 못하고 썩게 된다.

음식이라는 이물(異物)을 자기의 피와 살로 동화(同化)시키지 못하면 음식물이 도리어 피를 탁하게 만들어 지장이 생긴다. 그러므로 지나치게 섭취한 영양분을 당(糖)으로 소변에서 배출되게 하는 것이 당뇨이다.

지나치게 먹으니까 알맞게 적게 먹으라는 경계경보가 당뇨라고 생각한다면 당뇨가 생긴다는 것은 우리를 경각시키기 위한 정문일침(頂門一針)이라고 고맙게 생각할 수도 있다. 당뇨병은 시초에 소식(小食)과 체중조절 및 운동으로 고치도록 해서 인슐린 등 약물 의존성(依存性)이 되지 않도록 하는 것이 가장 근본적인 치유법이라고 할 수 있다.

# 성인병의 위험인자(因子)

　모든 야생동물들은 병원도 없고 건강법의 책도 없지만 모두 건강과 생명을 유지해 내려 오고 있다. 자연의 섭리대로 살기 때문이다. 무엇이 먹을 것이고 무엇이 못 먹을 것인지에 대해서도 배우거나 연구도 하지 않았지만 알고 있다. 또한 지진이나 화산 폭발이 있을 때에도 사람은 모르고 있다가 당하지만 야생동물들은 미리 낌새를 채고 피난을 한다고 한다. 한편 야생동물들은 병이 생기면 자기네들 생활 주변에서 풀을 뜯어 먹고 흙을 약으로 하여 병을 고친다.
　그런데 이런 말을 듣기 싫어하는 사람도 있겠지만 사람은 자기가 만들어낸 지혜를 지나치게 믿는 나머지 자연에 대해서 오만불손하게 되는 데서 모든 병이 생기고 제 명대로 살지 못하는 것이다. 사람이 하는 짓 치고 모순을 내포하지 않는 것이 없다. 이를테면 사람이 하는 일은 정도의 차는 있겠지만 하나는 알고 둘은 모르는 짧은 소견이 많다.
　모든 생명 현상이 균형과 조화(調和) 가운데서 성립되는 것인데도 어느 한 가지가 필요하다고 하여 그것만을 편파적으로 숭상하다보면 다른 것과의 균형이 깨져서 고장이

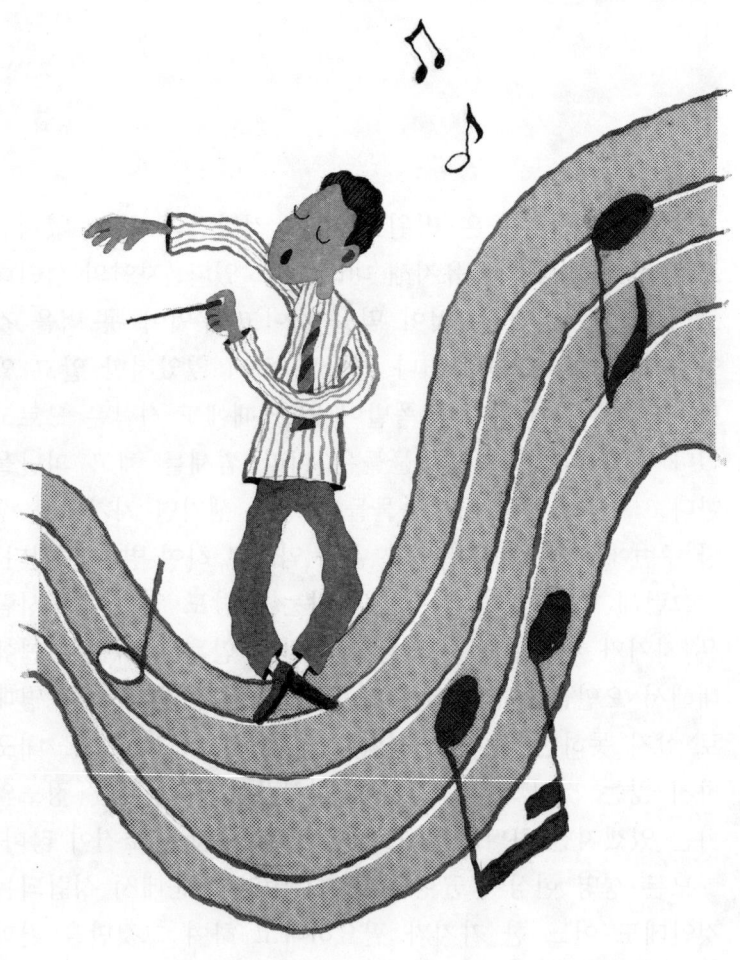

생긴다. 사람의 몸은 60조(兆)개의 세포로 형성되어 있고 세포는 조직을 만들고, 조직은 계통을 만들고, 형형색색의 내장과 기관을 만들어서 기능을 발휘하고 있다. 이를테면 여러 가지 악기로 편성된 심포니 오케스트라라고 할 수 있다.

악기가 제각기 다른 소리를 내서는 교양곡이 될 수 없다. 전체의 균형 가운데서 자기의 직분을 지켜야 한다. 그러기 위해서는 지휘자의 지시에 따라야 한다. 아무리 어떤 악기의 소리가 아름답다 하더라도 그 악기의 수효를 늘리고 멋대로 연주시키면 전체로서는 엉망이 되어 버린다. 운동이 좋다 해서 자기 직업도 생각하지 않고 스포츠 선수의 흉내를 내다가 무리를 하여 도리어 건강을 해치는 사람도 있고, 어느 식품이 건강식품이라고 하니까 그것만을 계속 먹다가 편식이 되어 병이 되는 사람도 있다.

그렇다면 건강의 지휘자는 어디에 있는가? 모든 동물도 그렇지만 사람에게도 태어나면서부터 주어진 건강의 악보가 있다. 그 악보대로 연주하지 않으면 불협화음이 생겨서 마음에 걸리고, 또 육체에도 이상이 느껴지게 마련이다. 그렇게 되지 않도록 살아가는 것이 건강의 지휘봉에 순종하는 것이 되겠다. 비근한 예이지만, 아무리 맛나는 음식이라도 어느 정도 먹으면 배가 불러 먹지 말라는 신호가 나온다. 그런데도 무리하게 먹고 배탈이 나서 소화제를 먹어야 하기 때문에 사람은 위장병이 생긴다.

어느 한 가지 건강법이 좋다고 하여 무리하게 계속하다가는 도리어 건강에 지장이 생긴다. 모든 것을 물 흐르듯이 순리대로 살아가는 생활에 병이 생기지 않는다.

노자(老子)는 건강의 비결을 '거기해이이(去其害而已)' 즉 "해로운 짓만 하지 않으면 그만이다."라고 하였는데 그것이 바로 무위자연(無爲自然)이 아니고 무엇이겠는가. 우리의 허준(許浚) 선생도 『동의보감』을 편술할 때 그 근본을 도교(道敎)의 양생법에 기초를 두었던 것이다.

요즘은 사람이 죽었다는 것을 무엇으로 판단하느냐 하는 논의가 많다. 그래서 '뇌사(腦死)'라는 문제가 생겨나는데, 그렇게 까다롭게 생각할 것이 아니라 숨이 끊어지고 심장이 멎어서 혈액 순환이 되지 않으면 죽은 것 아닌가. 심장은 끄집어 내어 밖에서 생리적 식염수만 유통시켜 주어도 박동을 계속하게 마련이다. 그래서 임종에 있는 사람에게 계속적으로 산소 흡입과 수액(輸液)을 하면 뇌의 기능은 완전히 없어졌는데도 호흡과 심장 박동은 계속되는 데에 문제가 있다.

그것은 그렇고 사람은 나이가 많아지면 점차 혈관이 변성을 일으켜서 구멍이 좁아지고 딱딱하게 굳어져서 동맥경화가 된다. 그렇게 되면 혈액순환이 그전처럼 잘 되지 못하고 차츰 순환되는 혈액의 양이 줄어들면 모든 조직이나 내장이 노화하게 되는 것이다. 그러므로 혈관이 튼튼하여 혈액순환이 잘 되면 노화도 늦게 된다. '사람은 혈관과 더불어 늙는다.'라는 말이 그래서 생긴 것이다. 그렇다면 늙어도 늙지 않고, 고혈압, 뇌졸증, 심장근육경색증 등이 생기지 않으려면 혈관이 튼튼하면 되겠다는 논리가 성립될 것이다.

성인병을 생기게 하는 위험인자(危險因子)라는 것이 있다. 위험인자가 되도록 적은 사람은 늙어도 성인병이 될 염려가 없고, 위험인자가 많은 생활을 하는 삶은 젊은 사람일지라도 성인병이 되어 불행하게 된다.

요즘 우리나라에서 가장 사망률이 많은 연령층이 40대의 남성이라는 통계가 나와 있다. 더욱이 작년의 평균 수명을 보아도 남성은 69.9세, 여성은 74.9세이며 남성의 평균 수명이 여성보다 8세나 적다는 것은 놀랍고도 걱정스러운 일이다.

어느 나라이고 남성이 여성보다는 평균적으로 평균 수명이 짧기 마련이지만 기껏해야 3, 4년 정도인데 비해 우리는 8년이라는 것이 문제이다. 왜 그러며, 그것을 시정하기 위해서는 어떻게 하여야 될 것인가는 남성 본인도 생각하여야 할 것이지만 남성의 인생 반려자인 아내로서의 여성도 같이 생각하여 보아야 할 것이다.

뇌졸중이 우리나라 사망 원인의 첫번째라는 것은 이미 말하였거니와 뇌졸중의 위험인자는 심장병의 위험인자와 공통되는 점이 많다. 그래서 요즘 젊은 사람들은 자다가도 심장마비로 죽는 사람이 많다고 한다.

뇌졸중의 위험인자로는 ①고혈압 ②식염 섭취 과다 ③저(低)단백질 식사 ④과도한 음주 ⑤스트레스 ⑥과도한 흡연 ⑦운동 부족 등을 들 수 있다.

고혈압과 동맥경화증은 달걀과 병아리의 관계처럼 어느 것이 먼저이고 어느 것이 나중인지를 모를 정도로 서로 얽혀 나타난다. 고혈압은 가끔 체크해 보는 것이 좋다. 공연히 두통이 나고, 어깨가 무겁거나 또는 현기증 등이 있으면 혈압의 이상 유무를 알아보도록 해야 한다. 그러나 혈압 노이로제가 될 필요는 없다. 짜게 음식을 먹어 소금 섭취량이 많으면 고혈압이 생긴다. 소금 섭취량을 줄이려면 국물 많은 국이나 탕류 음식을 줄도록 해야 한다.

요즘 육식을 하면 성인병이 된다고 하여 절대 채식을 주장하는 학파도 있으나 특별한 수도자가 아닌 분들은 동물성 식품을 적당하게 섭취하는 것이 건강에 좋다. '과유부족(過猶不足)'이라는 말이 있듯이 무엇이건 부족해서는 안 되지만 지나쳐도 안 된다. 성인병이 콜레스테롤 때문에 생긴다고 지나치게 생각한 나머지 마치 콜레스테롤을 독약처럼 생각하는 사람도 있는데 혈중 콜레스테롤이 너무 적어지면 혈관의 영양이 나빠져서 탄력이 없어지므로 도리어 파열되어 뇌졸중이 되기 쉽다.

지나친 술·담배가 나쁜 것은 말할 나위도 없다. 그런데도 술·담배와 자기 생명과 바꾸려는 사람도 있으니 한심스러운 일이다. 그래도 술은 적당히 조절만 하면 약도 된다지만 담배는 '백해무익(百害無益)'이다. 운동 부족과 비만이 나쁜 것도 상식이지만 가장 무서운 위험인자는 스트레스이다. 이는 조바심, 초조, 불안 등 고혈압과 동맥경화증을 초래하는데 성인병의 약 70%는 마음의 스트레스에 생긴다고 할 지경이다.

중국의 시인 소동파(蘇東坡)는 안심시약 갱무방(安心是藥 更無方)이라고 해서 "마음을 편케 하는 것이 약이지 그보다 더 좋은 처방은 없다."라고 하였다.

# 성인병과 건강검사

● 자신있게 사는 것이 건강생활의 첫째 조건

자동차를 오래 쓰려면 무리한 운전을 하지 말고, 또 정기적으로 점검과 정비를 하는 것이 필요하다. 사람의 건강을 자동차의 운전과 비교할 수는 없지만 어느 정도까지는 비슷한 점이 많다. 인체의 건강을 유지하려면 일상생활에서 무리하지 말고, 조심스럽게 살면서 가끔 건강진단을 받아서 이상이 생기는 것을 시초에 발견하도록 하여야 한다. 무슨 병이건 조기 발견(早期發見)과 조기 치료(早期治療)를 하도록 하면 병을 더이상 크게 키우지 않고 고칠 수 있다.

그러나 한 가지 주의할 점은 조심스럽게 산다고 하여 병에 대해 겁을 내며 살라는 것은 아니고, 건강진단을 받는다고 하여 병을 의심하면서 받으라는 것은 아니다. 사람은 태어나면서 누구나 건강하게 살 수 있게끔 되어 있다는 신념을 지니고 자신있게 사는 것이 건강생활의 첫째 조건이다.

현대인들은 건강에 관심이 많은데 이와 같은 건강의 이치를 터득하지 못하고 자기의 건강에 대한 믿음이 없는 데서 생기는 관심이라면 그것은 오히려 문제가 있다. 자기 자신의 생활에 대해서 자신감이 없이 전전긍긍하면서 살아가는 태도는 오히려 건강을 해친다.

● 건강진단 테스트

무슨 병이건 불의의 사고를 제외하고는 모두 느닷없이 생기는 것이 아니라 조금씩 이상이 생기다가 드디어는 뚜렷한 병으로 되게 마련이다. 그러므로 조그만 증상이라도 생기면 무심코 넘기지 말고 왜 생겼는가 하는 원인을 따져야 한다. 그러나 보통은 증상을 일시적인 대증요법(對症療法)으로 없애려고 하지 원인을 따져서 원인요법을 쓰려고 하지를 않는다. 그러는 가운데 병이 자라서 뚜렷하게 병명을 붙일 수 있게 되었을 때는 이미 시기가 지나쳐서 고칠 수 없을 때가 많다.

그런 것을 방지하기 위해서는 정기적으로 건강진단을 받는 것이 바람직하다. 모든 성인병은 급성인 감염병(感染病)과 달라서 언제부터 병이 시작되었는지, 또 무슨 원인 때문에 생긴 것인지가 분명치 않은 경우가 많다. 그러므로 자칫하면 시기를 놓쳐서 치료를 할 수 없게 된다.

각자의 건강을 자기가 스스로 진단하는 테스트 방법을 소개하고자 한다. 다음과 같은 10개 항목의 물음에 대해서 '네' 또는 '아니오'로 대답하면 된다.

① 체중이 너무 적거나, 또는 비만증 등이 없다.
② 같은 연령의 딴 사람과 같이 빨리 걸어갈 때, 따라가는데 숨이 가쁘지 않다.

③ 50~60 계단을 걸어 올라가는데 도중에 쉬지 않고 단숨에 올라갈 수 있다.
④ 1주일에 3회 정도는 땀이 날 정도의 운동을 하며 운동을 하고 나면 기분이 상쾌하다.
⑤ 잠을 잘 자면 아침에 깨어나서 기분이 상쾌하다.
⑥ 하루의 일이 끝난 후에 친구들과 같이 만나서 시간을 즐길 수 있는 원기가 남아 있다.
⑦ 술을 마시되 과음하는 일은 없다.
⑧ 담배를 끊은 지 벌써 15년 이상이 되었다.
⑨ 무슨 음식이건 먹고 싶은 것을 먹어도 배탈이 나지 않는다.
⑩ 보통 때는 약을 먹지 않으며 두통, 변비증, 소화불량 등이 생겼을 때는 어쩌다 약을 사다 먹기도 하지만 1주일에 1회 이상은 복용하지 않는다.

이상과 같은 10가지 질문에 대하여 모두 '네'이면 현재 건강한 사람이고 '아니오'가 3개 이상 있으면 생활습관을 고칠 필요가 있다. 어떻게 고치느냐는 건강진단을 받아서 혈압, 혈액검사, 소변검사, 엑스선 촬영 등에 의하여 전문가의 지도를 받으면 된다.
 직장에 있는 사람들은 이와 같은 검사를 매년 정기적으로 받고 있지만 가정에 있는 노인이나 주부 등 받을 기회가 없는 사람도 있다. 그런 사람은 일부러 검사를 받는 습관을 갖도록 권하고 싶다. 이상이 생겨서 검사를 받는 것보다는 병이 없고 건강할 때에 검사를 받도록 하는 것이 무엇보다 중요하다.

 어떤 사람은 검사 받는 것에 겁을 내는 사람이 있다. 성인병 검진에서 이상이 있다고 결과가 나와도 다음과 같은 3가지 경우가 있다. *곧 치료를 받아야 할 경우 *치료를 받을 필요까지는 없고 일상생활에 조심을 하면 되는 경우 *그런 정도로는 신경을 쓸 필요가 없는 경우의 세 가지이다. 검진에 의하여 '요치료, 요정검(要治療 要精檢, 좀더 세밀한 검사를 할 필요가 있다는 것)', '요재검(要再檢, 다시 한번 더 검사를 받을 필요가 있는 것) 등을 알아낼 수 있다는 것만 해도 얼마나 좋은가.

 검사 결과, 아무런 고장도 없다고 하여 건강을 과신하고 함부로 행동하면 금세 건강을 해칠 수도 있으므로 건강 상태를 유지할 수 있도록 더욱 조심하여야 되겠다는 생각을 하여야 한다.

# 당뇨병의 기본 개념

● 병이란 무엇인가

인생에 있어서 행복의 조건이 여러 가지 있겠지만 단 한 가지만 들라면 무엇이라고 하겠는가. 물론 사람에 따라서, 인생관에 따라서 단 하나의 행복의 조건도 다를 수 있을 것이다. 그러나 보통 사람들은 심각하게 검토를 하지 않기 때문에 분명하게 구체적으로 꼬집어 표현은 못하지만, 막연하게나마 공통적인 생각을 하는 것이 한 가지 있다.

사는 날까지 살되 병의 괴로움 없이 건강하게 살다가 생명이 다하면 아무런 병 없이 자는 듯이 세상을 떠나고 싶다는 소망이다. 그와 같은 경지를 옛사람들은 '무질이종(無疾而終)'이라고 하고, 그와 같은 상태에서 세상을 마치는 것은 '고종명(考終命)'이라고 하였다. 인생의 최고 행복은 '무질이종'이요, '고종명'이라고 할 수 있다. 그런 상태를 현대 의학에서는 '자연사(自然死)'라고 하는데, 자연사는 거의 없다고 할 수 있으며 사람은 반드시 병이 생겨서 병 때문에 죽는 것이다.

과연 인생에 있어서 병이란 무엇인가는 영원히 풀기 힘

든 어려운 문제라고 아니할 수 없다. 그러나 돌이켜 생각하면 '병이 중생을 오로지 괴롭히기 위해서만 존재하는 것일까' 하는 의문도 생긴다. 만약 아무렇게 살아도 병이라는 것이 없다면 인생은 걷잡을 수 없이 방종한 것이 될는지도 모르겠다. 병은 인생을 생각하게 하는 교도자라고 표현한 사람도 있다. 사람으로 하여금 자기의 생활을 되돌아보게 하고, 또 앞날이 절대로 무한정한 것이 아니라는 것을 깨닫게 한다.

병이 생김으로써 자의반(自意半) 타의반(他意半)으로 휴양을 하게 되고, 사람의 욕망이나 행동에 한계가 있다는 것을 느끼게 된다. 그래서 그런지는 몰라도 병약한 사람 가운데에 인생에 대한 깊은 생각을 지닌 사람들이 많고, 한번도 병을 앓아본 적이 없는 사람은(과연 그런 사람이 있을는지도 의문이지만) 인생에 대한 올바른 깨달음이 없지 않을까 하는 생각마저 든다. 또 한편으로 생각하면 병이 있기 때문에 건강의 가치와 쾌락을 알 수 있는 것이 아닌가 하는 생각도 든다.

사람이 나이를 먹으면 누구나 늙게 마련인 것은 마치 논의 벼가 가을이 되면 잎사귀와 줄거리가 누렇게 마르게 마련인 것과 같다. 그것은 벼가 병에 걸려서 그런 것이 아니라 벼가 익어서 수확할 수 있게끔 하기 위하여 그렇게 되는 것이기 때문이고, 가을에 누런 벌판을 보면 풍년이 들어 황금 파도가 치고 있다고 대견스럽게 생각한다.

사람에게 있어서도 이와 마찬가지로 나이를 먹어서 기능이 저하되는 것을 모두 퇴화(退化)나 병으로만 생각할 수는 없지 않겠는가. 그래서 늙은 사람을 구태여 듣기 싫게 노인(老人)이라고 할 것이 아니라 결실이 되어서 익어가는 것이라는 뜻으로 '숙년(熟年)'이라는 것이 좋은 표현이 아니겠느냐는 사람도 있다.

### ● 당뇨병이란

현대인이 가장 많이 관심을 지니고 있는 병 중의 하나가 당뇨병(糖尿病)이다. 아닌 게 아니라 선진국에서 인구의 약 10퍼센트는 당뇨병 환자이며 우리나라도 당뇨병인 사람의 수효가 늘어가고 있다. 당뇨병은 물질적으로 풍족하며 잘 사는 나라에 많은 병이라고 하므로 우리나라도 잘 살게 되어가고 있다고 할 수 있다. 헐벗고 못 먹는 사람들에게는 당뇨병이 생기지 않는다.

당뇨병은 혈액 속에 포도당이 많아져서 소변으로 당이 배설되는 병인데, 소변의 분량이나 횟수가 많아지고, 목이 마르는 갈증이 생겨 물을 많이 마시며, 식욕은 왕성해서 많이 먹는데도 피곤하고 점점 야위어 가는 병이다. 결국은 여러 가지 합병증 때문에 몸 전체의 여기저기에 고장이 생겨서 생명을 잃는 병이다.

이렇게 표현하다 보니 이 글을 읽으시는 분들 중에서 당뇨 기운이 있는 분들은 가슴이 섬뜩하게 느껴지는 분도 계실 것이다. 그러나 그런 뜻으로 이 글을 쓰고 있는 것이 아니라 당뇨병의 본질을 잘 이해한다면 중년 이후의 사람치고 당뇨 기미가 없는 사람이 없으며 절제하고 조심하지 않으면 누구나 생기게 마련이고, 당뇨가 왜 생기는가를 깨달기만 하면 당뇨처럼 고치기 쉬운 것이 없다는 것을 말하기 위해서이다.

아까 사람이 늙는 것을 논의 벼가 누렇게 익어가는 것에 비유를 하였는데, 머지않아 추수하게 되어 있는 논에 그냥 물을 담아 두고 진한 비료를 자꾸 주면, 추수도 못하고 벼가 썩어 버릴 것이다. 사람도 마찬가지여서 중년 이후가 되면 영양분의 공급이 젊은 사람들처럼 많이 필요없는데도 식탐이 있어서 영양섭취를 지나치게 하게 되면 섭취된 포도당을 소변으로 배출하게 된다. 마치 승강기에 정원을 초과하면 경보가 울려서 초과된 만큼은 내려야만 작동이 되는 것과 마찬가지 이치이다.

당뇨라는 조절장치가 없었더라면 식욕이 당기는 대로 식사를 많이 하였을 텐데 당뇨라는 '피드백(feedback)' 장치가 있는 덕택에 식사를 조절하게 된다. 이렇게 생각한다면 당뇨병은 사람을 죽이려고 있는 것이 아니라 우리를 살리려고 작동하고 있는 안전 제어장치라고 할 수 있으며 지극히 고마운 일임을 알 수 있다.

● 당뇨병 치료의 원칙

당뇨병은 식욕을 억제하지 않고는 절대로 고칠 수 없다. 먹고 싶은 대로 먹으면서 인슐린을 사용하면 되지 않느냐고 할는지 모르나, 그렇게 되면 인슐린 의존성(依存性) 당뇨병이 되어 인슐린 주사 없이는 하루도 살 수 없는 약의 노예가 된다. 약의 힘을 빌리지 않고 식욕조절과 운동에 의해서 당뇨를 조절할 수 있는 당뇨병을 비의존성(非依存性)

당뇨병이라고 한다. 당뇨병은 비의존성인 단계에서 자력(自力)으로 고쳐나가도록 하여야 한다. 하기는 고친다는 말부터가 잘못이다. 한평생을 조심하면서 당뇨병과 공존하는 것이지 완전히 뿌리를 뽑는 것이 아니기 때문이다.

당뇨병의 진단과 식이요법의 지도는 반드시 전문가의 세밀한 검사와 치료방침에 의하여 이루어져야 한다. 한 가지 더 분명히 할 것은 당뇨병이 식욕과 관계가 있는 동시에 무절제한 주색과도 관계가 깊으며 또 한 가지 마음의 조바심과 스트레스가 문제가 된다는 사실이다.

당뇨병 치료에 있어서 알아두어야 할 몇 가지 기본을 적어 보기로 한다.

① 당뇨병은 규칙적으로 끈기있게 치료를 계속하여 생활의 습관화가 되도록 하는 것이 필요하다. 그렇게 하면 건강한 사람과 마찬가지로 원기있게 활동할 수 있는 것이 마치 근시인 사람이 안경으로 시력을 교정하면 되는 것과 마찬가지 이치이다.

② 당뇨병은 치료가 잘 되어가고 있으면 자각증상이 아주 없어지지만 섭생을 중단하면 다시 원 상태로 되돌아가서 도로아미타불이 된다.

③ 당뇨병은 부지불식간에 병세가 진행되며 특히 어린이나 젊은 사람의 약년성(若年性) 당뇨병인 경우는 진행이 빨라서 급격하게 악화되기 쉽다.

④ 당뇨병의 합병증으로는 혈관장애, 내장장애, 신경장애의 광범위한 것이며 합병증을 예방하기 위해서는

과혈당(過血糖) 자체를 오랫동안 지속시키지 말아야 한다.
⑤ 피로가 심하며 갈증, 소변이 많아지고, 체중이 급속하게 줄어들며, 습진이나 종기가 생기는 등의 당뇨병 악화의 징조가 있을 때에는 위험신호라고 생각하여 곧 전문의에게 달려가야 한다.

# 당뇨병의 증상과 치료법

• 당뇨병의 증상

생활이 풍족하게 되어 식생활이 윤택하게 될수록 당뇨병 환자가 늘어난다. 당뇨병 증상이 나타난다는 것은 포식(飽食)과 운동 부족에 대한 경계경보라고 할 수 있다. 그러므로 당뇨병이 생기면 초기(初期)에 정신을 차려서 생활을 고쳐나가도록 하여야 한다.

생활태도를 반성하고 고칠 생각은 하지 않고 순전히 약의 힘을 빌려서 당뇨병이 생기는 것을 찍어 누르려고 하면 한동안은 괜찮은 것 같아도 결국은 당뇨병이 심해져서 온 전신에 합병증이 생겨 거꾸러지게 된다.

그러므로 당뇨병은 시초에 정확하게 알아차리는 것이 필요하다. 무슨 병이고 청천벽력처럼 뜻하지 않게 돌발하는 것이 아니라 한동안 희미하지만 무언가 몸의 상태에 이상한 징조가 생기게 마련이다.

그와 같은 징조가 있음에도 이를 무시한 채로 무리한 생활을 계속하면 드디어는 완연한 병으로 나타나게 된다. 병은 생기지 말아야지 일단 생기면 고치는 것은 아주 힘이 들며, 못 고치는 경우도 많다.

당뇨병의 위험 신호 10항목이라는 것이 있다. 열 가지 징조 중에서 한 가지라도 나타나면 생활을 반성하고, 그래도 계속되면 전문가의 진찰을 받도록 하여야 한다.

무슨 병이고 다 마찬가지이지만 당뇨병도 조기 발견과 조기 치료가 무엇보다도 중요하다.

① 구갈증(口渴症)이 생긴다.

입과 목이 마르는 것이 구갈증인데 당뇨병에서 가장 많이 나타나는 증상이다. 전보다 물이나 차를 많이 마시게 되며 따라서 소변의 횟수와 양도 늘어나게 마련이다. 소변의 횟수가 하루에 10~20회 정도가 되는 것을 빈뇨(頻尿)라고 하며 소변의 양도 2~4리터가 되며 심한 경우에는 10리터 이상 되는 사람도 있다. 또 밤중에 소변 보는 횟수가 많아져서 당뇨병이 된 것을 알아차리는 경우도 있다.

② 피로감이 느껴진다.

몸 전체가 고단하며 피로하기 쉽고 정신 집중력이나 의욕이 없어지며 적극적인 행동을 하기가 싫어진다. 이와 같은 권태감이 몸 전체인 경우도 있지만 다리만 무거운 경우라든가 식후에는 졸음이 와서 맥이 빠지는 경우도 있다.

③ 먹어도 먹어도 배가 고프다.

당뇨병은 체내의 당분이 소변으로 빠져 나가기 때문에 먹어도 먹어도 시장기를 느끼게 된다. 따라서 식사를 지나치게 과식하게 되기 쉽다. 사람에 따라서는 단것을 먹고 싶어지는 경우도 있다.

④ 체중이 감소된다.

당뇨병은 뚱뚱한 사람에게 생기기 쉬우나 당뇨병이 진행됨에 따라 살이 빠지며 체중이 감소된다. 식욕이 좋아서 먹기는 많이 먹는데도 체중이 감소되는 경우에는 우선 당뇨병이 아닌가 의심해 볼 필요가 있다. 먹은 것을 에너지로 전환시키지 못하여 몸 안에 있던 지방분을 소비하기 때문에 눈에 띄게 야위게 된다.

⑤ 성욕이 감퇴된다.

남성인 경우 성욕이 감퇴되어 음위증(임포)이 되는 수가 있다. 아직 그럴 나이가 아닌데 성욕이 너무 감퇴되었을 경우에는 당뇨병을 의심해 볼 필요가 있다. 그러나 당뇨병이 아닌 다른 원인, 특히 정신적인 원인에 의하여 성욕이 감퇴되는 수도 있다는 것을 알 필요가 있다.

⑥ 월경불순이 생긴다.

여성인 경우에는 생리가 불규칙하게 되다가 폐경이 되는 수도 있다.

⑦ 피부가 가려워진다.

피부소양증 및 여성에게 있어서 음부소양증이 생긴다. 가려워서 긁어 상처가 생기면 감염증이 생겨서 잘 낫지 않는다.

⑧ 치아가 나빠진다.

치조농루(齒槽膿漏)가 생겨 이가 흔들리다가 빠진다.

⑨ 시력이 쇠퇴한다.

시력이 약해지며 피로하기 쉽고 심한 경우에는 안저출혈(眼底出血)로 심한 시력 장해가 생기며 백내장이 생긴다.

⑩ 신경통이 생긴다.

손발이 저리고 특히 다리의 통증이 심하다.

이상과 같은 신호가 생기면 당뇨병 진찰을 받을 필요가 있다.

### • 당뇨병의 검사방법

당뇨병은 문자 그대로 소변에 당분이 섞여 나오는 것이므로 요당(尿糖)을 검사하면 될 것 아니냐고 생각할 수 있다. 물론 그렇기는 하지만 요당검사만으로는 완전한 진찰이 된다고 할 수 없다.

건강한 사람이라도 당분 섭취나 식사를 많이 한 직후에는 일시적으로 당뇨가 나타나는 수가 있다. 또 당뇨병이 아니면서도 딴 원인으로 소변에 당이 검출되는 수도 있다. 당뇨병이 어느 정도인가는 요당의 정도와 대체로 비례되지만, 당뇨병이 심한 환자이면서도 요당검사에 잘 나타나지 않는 경우도 있다고 한다. 그러므로 엄밀 정확하게 당뇨병을 검사하기 위해서는 혈액검사를 하여 혈당치(血糖値)를 측정하여야 한다.

혈당검사는 공복시측정(空腹時測定)과 당부하시험(糖負荷試驗)의 두 가지가 있다. 아침 식사 전에 혈당측정을 하는 것을 공복시측정이라고 하고, 일정량의 포도당을 먹이거나 정맥 내에 주사를 준 뒤에 혈당치가 어떻게 변동되는가를 시험하는 방법이 당부하시험이다.

요당의 검사는 가정에서 간단히 하는 방법도 있으나 혈당검사는 반드시 전문가에게 받아야 한다. 당뇨병 환자는 혈당과 요당의 검사를 정기적으로 받아서 치료의 방침을 세워 꾸준하게 실천하여야 한다.

또한 앞서 말했듯이 당뇨병을 두 가지로 나누어 의존성(依存性) 당뇨병과 비의존성(非依存性) 당뇨병으로 구별하는 수가 있다. 의존성 당뇨병이란 인슐린 주사, 내복약 등을 사용하지 않고는 고칠 수 없는 단계에 이른 것을 말하며, 비의존성이란 아직도 진행 정도가 가벼워서 식이요법(食餌療法)으로, 식사를 제한하며 칼로리 섭취를 조절하는 것으로 고칠 수 있는 것을 말한다. 식사 조절과 아울러 적당한 운동과 체중 조절도 필요하다. 유전성이나 약년성(若年性) 당뇨병이 아닌 경우에는 비의존성 단계에서 생활 개선을 하여 당뇨병을 치료하도록 하여야 한다.

아무튼 당뇨병의 위험신호가 나타나면 지체하지 말고 의사의 진찰을 받아서 정확하게 병의 진행 정도를 알아야 한다. 진단이 내려지면 치료 방침을 전문가로부터 지시받아서 그대로 실천하여야 한다.

당뇨병은 규칙적으로 끈기있게 치료를 계속하여 생활화가 되도록 하는 것이 필요하다. 그럼으로써 건강한 사람과 마찬가지로 정상적으로 건강하게 활동할 수 있다.

• **당뇨병의 치료법**

당뇨병의 치료법은 식사·운동·약물요법의 세 가지가 있으나 초기에는 식사와 운동요법으로도 당뇨병의 약 70퍼센트를 할 수 있다. 이와 아울러 다음과 같은 일곱 가지의 양생법을 지켜야 한다.

① 규칙적인 생활을 하며 주색에 빠지지 않도록 한다.
② 의사가 지시하는 대로 식사요법을 지켜야 하며 언제나 식사는 80퍼센트 정도로 곯음하게 먹는다.
③ 체중이 많은 사람은 표준 체중이 될 때까지 체중 조절을 한다.
④ 운동은 매일 하되 과격한 일시적인 운동은 하지 말고 한평생 꾸준하게 할 수 있는 운동을 계속한다. 아침 식사 전에 과격한 운동은 절대 금물이다.
⑤ 잠을 충분히 자고 스트레스를 해소시킨다. 스트레스가 생기면 스트레스를 없앤다고 폭음 폭식을 하게 되기 쉽다.
⑥ 당뇨병은 감염병에 대한 저항력을 약화시키기 때문에 감염증이 되기 쉬우며, 일단 생기면 치료하기 힘들어진다. 그러므로 언제나 청결히 하여 세균감염이 생기지 않도록 하여야 한다.
⑦ 정기적으로 체크를 하고 혈당검사를 하여 병의 진행 상태를 정확하게 파악하여야지 자각 증상만으로 자기 판단하는 것은 삼가해야 한다.
⑧ 당뇨병이 심한 경우 또는 약년성(若年性) 당뇨병 등

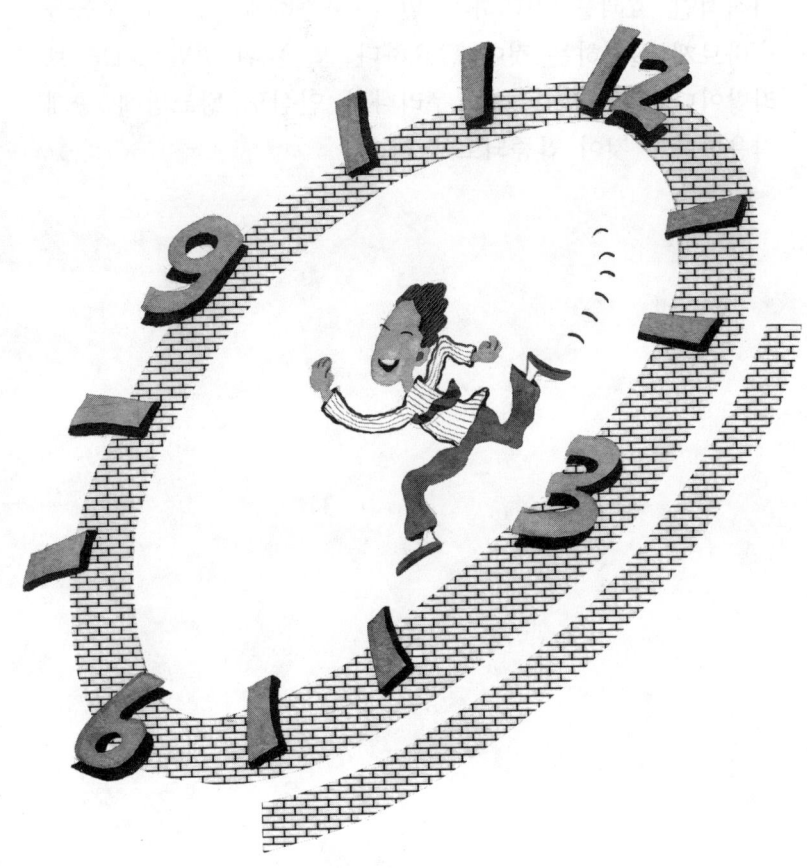

113
사람은 혈관과 더불어 늙는다

은 약물요법을 아울러 실시할 수밖에 없다. 당뇨병을 치료하는 데는 무엇보다도 인내와 끈기로 일관된 치료가 생활화되어야 한다.

당뇨병에 좋다는 민간요법이 많지만 그런 것들에 의하여 기적적인 효과를 기대하지 말고 꾸준하게 식사와 운동을 올바르게 실천하는 것이 필요하다. 밥은 흰 쌀밥보다도 보리밥이나 율무밥이 좋고 우리나라 인삼도 당뇨병에 좋게 작용한다는 것이 입증되고 있다.

# 사람은 혈관과 더불어 늙는다

● **젊게 생각하고 생활하는 것이 노화방지의 근본**

 어린 아이들도 나이보다 빨리 성장하는 아이들이 있으나 기껏해야 실제 나이보다 두서너 살 많아 보이는 정도이다. 그러나 노인이 되면 나이에 비해서 굉장히 젊어 보이는 사람이 있는가 하면 실제로는 그렇게 나이가 많지 않은데도 아주 늙어 보이는 사람이 있다.

 겉모양만 그런 것이 아니라 실제로 신체기능이 노쇠하는 사람이 있다. 노인들은 나이보다 열 살 정도 많아 보이기도 하고 젊어보이기도 한다. 나이든 사람들은 누구나 나이보다 젊어 보인다는 것을 좋아한다. 왜 사람에 따라서 노화 속도(老化速度)에 차이가 나는 것일까. 늙지 않는 비결은 없을까…. 이런 소망은 모든 사람이 지니고 있는 공통된 생각일 것이다.

 사람의 나이를 네 가지로 표현하는 방법이 있다. 첫째는 캘린더 나이〔曆年齡〕인데, 탄생하여 지금까지 살아온 햇수에 따라서 결정되는 연령이다. 우리가 보통 따지는 연령이 바로 그것이다.

둘째는 생리적 연령(生理的年齡)이라는 것이다. 육체가 나타내는 생리적인 변화, 예를 들자면 머리가 희어지고, 얼굴에 주름살이 생기고, 뼈가 부러지기 쉽게 되고, 근육의 힘이 약해지고, 동맥이 굳어지고, 허리가 굽는 등의 노화현상이 사람에 따라 차이가 있어 캘린더 나이는 같아도 생리적 연령은 같지 않은 경우가 많다.

생리적 연령을 나타내는 가장 간단한 것으로 피부의 상처가 아물어 붙는 속도가 있다. 젊은 사람은 빨리 아물고 노인은 더디 아문다. 어떤 사람은 젊은 나이인데도 상처 아무는 속도가 노인이 다된 사람도 있고 그 반대의 경우도 있다. 생리적 연령은 개인에 따라서 차이가 많다. 같은 나이인데도 생리적 연령에 따라서 늙어 보이기도 하고 젊어 보이기도 한다.

셋째는 정신 연령 또는 심리적 연령이라는 것이다. 두뇌의 능력과 감정의 반응 속도, 호기심 등이 정신 연령을 좌우한다. 늙음을 호기심의 쇠퇴라고 하는 사람도 있다.

넷째가 사회적 연령인데 그 사람의 사회적 활동성을 나타내는 것이다. 나이가 30이 되었는데도 사회적으로 자립하지 못하고 부모의 그늘 밑에서 무위도식하고 있으면 사회적 연령이 아직도 아이를 면치 못했다고 할 수 있다. 70~80 고령인데도 현역으로 사회활동을 하고 있는 사람은 사회적 연령이 젊다고 할 수 있다.

이렇게 생각한다면 캘린더 나이〔曆年齡〕만 가지고 늙어감을 한탄할 것이 아니라 건강법을 잘 터득하고 무리한 생활을 하지 않아 생리적 연령을 젊게 유지하는 것이라든가,

마음을 젊게 먹고 만사에 호기심을 지니면서 정신활동을 함으로써 정신 연령을 젊게 하는 것이라든가, 젊은 사람들과 사회활동을 같이 함으로써 사회적 연령을 젊게 유지하는 것 등이 진정한 뜻에서의 노화방지법이 될 것이다.

### ●고지혈증 방지를 위한 생활법

나이를 먹으면 육체나 정신의 기능이 퇴화되는 것은 어쩔 수 없는 일이며, 그와 같은 경년변화(經年變化)를 노화(老化)라고 한다.

나이를 먹으면 왜 노화하게 마련인가, 즉 노화의 원인을 설명하려고 하는 학설이 수없이 제창되고 있지만 아직도 완전무결한 것이 없다. 그러나 그 중에서 비교적 타당성이 있어 보이는 것으로 "사람은 혈관과 더불어 늙는다."라는 학설이 있다.

사람의 생명은 혈액순환에 의하여 유지되고 있는데 혈관이 낡아서 혈액순환이 잘 되지 못하게 되면 모든 신체의 조직이나 내장의 기능이 저하됨으로써 노화가 생긴다는 것이다. 그렇다면 동맥경화증이나 동맥협착증이 생기지 않도록 하면 늙어도 생리적 연령은 젊음을 유지할 수 있겠다는 결론이 나올 수 있다. 동맥경화증이나 동맥협착증이 생기면 따라서 혈압도 높아지게 마련이다.

이와 같은 혈관 및 순환기 계통의 이상이 생기는 원인이 여러 가지 있지만 가장 중요한 것이 혈중(血中) 콜레스테롤 농도가 높아지는 고지혈증(高脂血症)이라고 할 수 있다.

그러므로 요즘 건강에 관심 있는 사람치고 콜레스테롤에

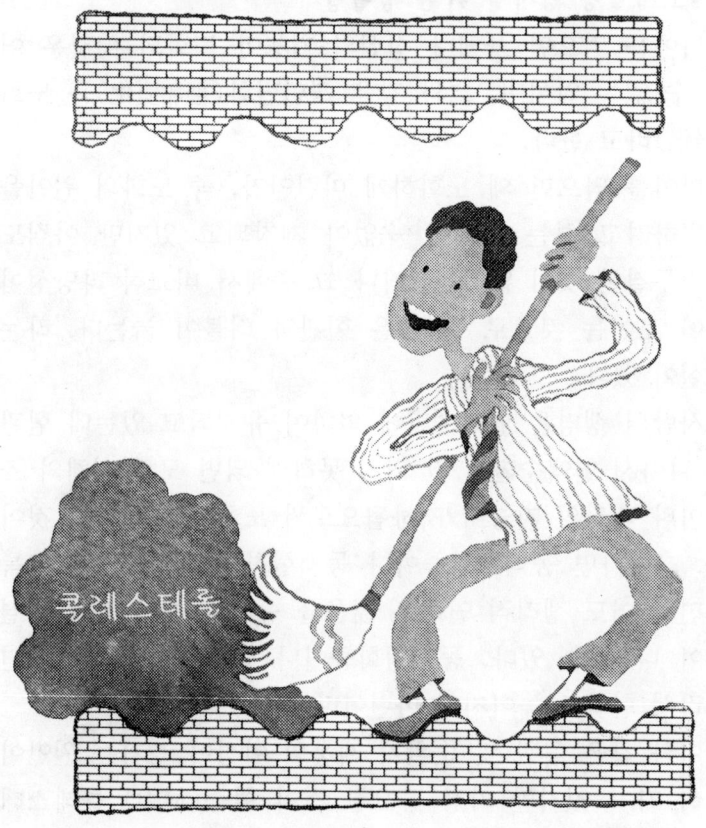

대해서 관심 없는 사람이 없다. 그래서 고지혈증이 되지 않게끔 하기 위하여 콜레스테롤 함량이 많은 식품을 기피하는 것이 상식으로 되어 있다.

콜레스테롤이 많은 음식으로는 계란 노른자위, 새우, 생선알, 육류의 기름 및 비계 등이 있다. 그런데 콜레스테롤이 사람의 건강을 유지하는 데 필요한 영양소라는 것을 아는 사람은 드물다.

콜레스테롤은 \*성(性)호르몬 등 스테로이드 호르몬을 체내에서 만들어내는 원료가 되며 \*세포막을 만드는 재료이며 \*쓸개의 담즙을 생성시키는 데 없어서는 안 되는 물질이다. 또 콜레스테롤은 간(肝)에서도 합성을 하는데, 몇 가지 종류가 있다. 그 중 LDL(Low Density Lipoprotein)이라는 콜레스테롤이 동맥경화증의 원인이 되지 HDL(High Density Lipoprotein) 콜레스테롤은 동맥경화증이 되지 않게 할 뿐만 아니라 LDL에 의해서 생긴 동맥경화를 고쳐 주는 작용도 한다는 것이 알려지고 있다.

그렇다면 콜레스테롤의 혈중 농도가 얼마이면 가장 적당하며, LDL이 되도록 적은 상태를 유지하려면 어떤 생활을 하면 되느냐가 문제점이 될 것이다.

콜레스테롤의 혈중 농도는 180~220mg/dl정도이고 220mg보다도 많아진 것은 고지혈증이라고 한다. 간 기능이 나빠지면 혈중 콜레스테롤 농도가 180mg보다도 적어지게 된다. 그러니까 콜레스테롤은 너무 많아도 안 되고 너무 적어도 안 된다. 어찌 콜레스테롤뿐이겠는가. 인생사 모든 일이 과부족(過不足)이 없어야지 많아도, 적어도 폐단이 생긴다.

고지혈증이 되지 말고 LDL이 많아지지 않는 생활조건이 바로 노화방지와 성인병 예방의 건강법이 된다고 할 수 있다. 고지혈증과 LDL이 많아지지 않는 생활법은 다음과 같다.

① 편식을 하지 않고 균형식을 한다.
② 동물성 지방질을 너무 많이 섭취하지 않는다.
③ 채소와 미역, 김 등의 해조류를 많이 섭취한다.
④ 비만증과 운동 부족이 되지 않도록 한다.
⑤ 흡연을 지나치게 많이 하면 LDL이 증가된다.
⑥ 흰 쌀밥과 아울러 잡곡 또는 현미 등을 곁들인다.
⑦ 지나친 음주, 불규칙한 생활, 염분 섭취 과다 등도 동맥경화증과 고혈압의 원인이 되므로 피한다.
⑧ 정신적인 조바심과 스트레스가 가장 나쁘다.

이상과 같은 조건을 요약하면 식생활을 올바르게 하고 유쾌하게 활동을 많이 하는 것으로 귀착이 된다. 계란, 새우 따위의 콜레스테롤 함량이 많은 식품을 굳이 기피할 필요는 없고 지나치게 많이 섭취하지만 않으면 무방하다. 식물성 기름(참기름, 콩기름 등)이 좋으며 무엇이든지 종실(種實)을 먹는 것이 좋다. 검은깨, 들깨, 잣, 호도, 수박씨, 호박씨, 요새는 등 푸른 생선(정어리, 고등어, 참치 등)의 불포화지방산도 좋다는 것이 알려지고 있다.

우리나라 인삼, 표고버섯 등의 버섯류, 구기자, 결명자 등의 건강식품도 성인병 예방에 효과가 크다.

# 콜레스테롤과 성인병

 요즘 건강에 관심 있는 사람치고 콜레스테롤을 모르는 사람은 없을 것이다. 문제는 콜레스테롤에 대해서 완전하게 알지 못하고 잘못 알고 있는 점이다. 무턱대고 콜레스테롤은 몸에 해로운 것이라고 하여 일체 동물성 식품을 먹지 않고 채식만 하는 사람이 있는데 그것은 인식 부족이다.
 콜레스테롤은 건강을 유지하는 데 있어서 없어서는 안 되는 물질이다. 콜레스테롤은 *성 호르몬, 부신피질 호르몬 등 중요한 호르몬을 만드는 원료이고 *세포막을 만드는데 필요하며 *쓸개에서 나오는 담즙을 만드는 원료가 된다. 또 한 가지 알아둘 사실은 *콜레스테롤은 음식을 통하여 섭취한 양의 약 10배 정도를 간에서 만들어 내고 있다. 건강한 사람이면 음식을 통하여 콜레스테롤 섭취가 많을 때에는 간에서 합성하는 양이 적어져서 적당하게 조절되게 되어 있다. 그러나 사람이 나이를 먹으면 이와 같은 자동조절기능이 나빠져서 음식물에서 콜레스테롤 섭취가 많아지면 콜레스테롤의 혈중 농도가 정상치보다도 높아진다. 인체에 있어서는 아무리 필요한 물질이라 할지라도 지나치게 많아도 안 되고, 반대로 모자라도 안 된다. 모든 인생사가 다 그렇지만 특히 인체에 있어서 '다다익선(多多益善)'이라 하여 많을수록 좋다는 것은 없다. 무엇이든 적당하여야 한다. 이런 이치를 모르고 몸에 좋은 건강식품이라고 하면 무턱대고 많이 먹으려고 하는 것은 잘못이다.

콜레스테롤의 정상적인 혈중농도는 180~220mg/dl정도이다. 220보다 많은 것을 '고지혈증(高脂血症)'이라고 하여 동맥경화증의 원인이 되며, 뇌졸증 또는 심장의 관상동맥(冠狀動脈)경화증이 되게 하여 심장마비를 일으키게 한다. 또 이와 반대로 콜레스테롤 농도가 너무 낮아도 뇌졸증이 되며, 간경화증이 되어 간 기능이 나빠지면 콜레스테롤의 농도가 지나치게 낮아진다.

요즘 건강에 대해서 관심이 있는 사람은 콜레스테롤이 해롭다는 것만을 외곬으로 과신하여 수첩에 콜레스테롤 함량이 많은 음식 이름을 적어가지고 다니는 사람들이 있다. 달걀 노른자에 콜레스테롤이 많다고 하여 계란을 먹지 않는 것이 한동안 유행하였다. 새우에도 콜레스테롤이 많다. 동물 내장에도 많다…. 그러므로 그런 것을 먹으면 안 된다라고 알고 있는 사람들이 많은데, 사실은 그런 식품들이 모두 정력제 식품들이라는 것을 안다면 답답할 노릇이다.

연구에 의하면 계란은 하루에 2~3개 정도로는 절대로 고지혈증이 되지 않는다는 것이 실험 결과 알려졌으므로 계란만은 안심하고 먹어도 된다. 말이 났으니 말이지 계란처럼 모든 영양분이 골고루 들어 있는 식품이 없다. 그런 식품을 완전식품이라고 하는데 완전식품 가운데 들어 있는 콜레스테롤은 고지혈증을 만들지 않는다는 것을 알 필요가 있다. 그러나 돼지비계, 버터, 쇠고기 기름 등은 계속해서 많이 먹으면 고지혈증이 될 염려가 있다.

● 콜레스테롤 조절법

고지혈증이 되면 동맥의 혈관세포에 콜레스테롤이 달라 붙어 점차 혈관의 구멍이 좁아지는 동시에 혈관의 탄력성이 없어지면서 딱딱하게 굳어진다. 이것이 바로 동맥경화증이다.

사람이 나이가 많아지면 신체의 모든 기능이 떨어지고 노화되기 시작한다. 노화가 왜 되느냐가 현대의학의 가장 중요한 연구과제로 되어 있다. 학설이 수없이 많이 나오고 있지만 모두 다 완전하지 못하고 그 중에서 한 가지만은 틀림없는 것으로 인정되고 있다. 그것이 바로 "사람은 혈관과 더불어 늙는다."라는 사실이다. 동맥경화증이 되면 모든 내장이 다 기능이 떨어져서 결국은 노화하게 된다는 것이다.

왜 동맥경화증이 되느냐 하면 콜레스테롤이 지나치게 많아지는 고지혈증 때문이다. 이렇게 따져 보면 사람이 늙어도 노화되지 않고 동맥경화증, 고혈압, 뇌졸증, 심장마비 등의 성인병이 되지 않으려면 고지혈증이 되지 말아야 하겠다는 결론이 나온다.

고지혈증을 방지하려면 가장 문제가 되는 것이 정신적인 스트레스와 식생활이라고 할 수 있다. 머리를 많이 쓰고 언제나 스트레스에 쌓여 있는 직업, 예를 들자면 사업가, 정치가, 관리직에 있는 사람들이 대개 고혈압 증상이 많은 이

유도 바로 여기에 있다.

 둘째로는 식생활인데 ＊육식이건 채식이건 지나친 편식은 피하여야 한다. ＊특히 육식의 편식은 더욱 나쁘다. 가까운 일본의 예를 들면 일본 국내에 있는 사람들은 평균 수명이 80세가 되는데, 1945년에 브라질로 이민 간 사람 466명의 평균 수명은 그보다 17년이나 짧은 것이 통계로 나왔다. 병학(病學)조사에 의하면, 브라질에 이민 간 사람들의 식생활이 국내 사람들에 비해 육류 섭취량이 10.4배, 설탕 섭취량이 3.2배나 되는 것이 밝혀졌다. 이와 같은 식생활의 변화가 결국은 고지혈증을 만들었기 때문이라고 할 수 있다.

 ＊돼지의 비계 지방질은 더욱 나쁘다. 오해하지 말 것은 돼지의 살코기는 쇠고기보다도 소화도 잘 되고 비타민 $B_1$도 많아서, 피로 회복에도 좋으므로 절대로 돼지고기를 먹지 말라는 것이 아니고, 기름을 먹지 말라는 것이다. ＊체중이 많이 나가는 사람이 운동 부족이 되어서는 안 된다. 운동을 하여 살을 빼고, 식사 조절을 하여 다시는 비만증이 되지 않도록 하여야 한다. ＊담배를 피우면 고지혈증이 된다.

 이밖에도 직접 고지혈증과는 관계가 없어도 동맥경화증 및 고혈압이 되는데 보조 역할을 하는 것이 염분 과다 섭취이다. 중년 이후에는 싱겁게 먹는 것이 성인병 예방을 돕는 것이다.

 한 가지 반가운 사실은 콜레스테롤을 적당하게 조절하는 데 있어서 불포화지방산(不飽和脂肪酸)을 먹으면 좋다는 사실이다. 불포화지방산은 종실류(種實類)에 많이 들어 있다.

참깨, 들깨, 해바라기씨, 호박씨, 잣, 땅콩 등을 먹으면 고지혈증을 방지할 수 있다는 것이다.

중국 사람들은 동물성 지방질을 많이 섭취하지만 수박씨를 까먹기 때문에 비교적 고지혈증이 적다는 말도 있다. 종실류 중에서는 참깨가 가장 좋다. 필자는 검은 참깨〔흑임자(黑荏子)〕를 먹는데 검은 참깨를 볶지 말고 쪄서 그것을 말리고 다시 빻아서 가루를 만든 것에 꿀을 두어 버무려 두었다가 하루에 한 번 숟가락으로 하나 쯤 먹는다. 또 한 가지 동물성 불포화지방산으로는 등 푸른 생선인 고등어, 정어리, 꽁치 등에 들어 있는 EPA(에이코사·펜타엔·애시드)가 혈관 내에서 혈액이 응집되는 것을 막아주는 작용을 한다는 것이 알려졌다. 북극의 에스키모인들이 순전히 육식만 하고 있는데도 뇌졸증이나 심장마비 등이 적은 이유가 EPA 때문이라는 것이 알려지고 나서 유명하게 되었다. 육류보다도 그런 생선류를 먹는 것이 좋다. 요즘은 EPA만을 끄집어 내어 약으로 만든 것도 있지만, 모든 영양소가 다 그렇듯이 자연식품 가운데서 자연스럽게 섭취하도록 하는 것이 가장 좋다.

불포화지방산은 아니지만, 식품 섬유소가 창자 속에서 콜레스테롤을 흡착하여 고지혈증을 방지하는 작용이 있다는 것을 알 필요가 있다. 그러므로 섬유질이 많은 음식을 먹는 것이 좋다. 귤이나 포도 같은 과일도 속껍질은 먹도록 하여야 하는데, 물만 빨아먹고 껍질은 버리는 습성이 있는 것은 바람직하지 못하다. 옛 사람들이 고량진미의 입에 맛나고 부드러운 미식(美食)은 몸에 나쁘고, 보리밥이나 현미밥에 산나물 등의 거치른 음식〔조식(粗食)〕이 건강에 이롭다는 것도 그런 데서 나온 말이라고 할 수 있다.

갈수록 미리 만들어 놓은 가공식품(加工食品)들의 수요가 늘어나고 있는데 되도록이면 가정에서 그날 그날 즉석에서 자연식을 원료로 하여 만들어 먹는 식생활이 성인병을 예방 또는 치료하는 데 좋다.

# 동맥경화증과 고혈압

 이제는 과거와는 달리 감염병(感染病) 시대는 지나가고 소위 성인병 시대로 접어들고 있다. 성인병의 공통된 원인이 동맥경화증과 고혈압이라는 것도 이미 상식으로 되어가고 있다. 그래서 중년이 지난 사람치고 혈압에 대해서 관심을 지니지 않는 사람이 없다. 사실, 혈압이 높은 사람이 늘어가고 있으며 우리나라의 사망 원인 중 가장 많은 것이 동맥과 순환기 계통의 질병인 뇌졸증과 심근경색증 등이라고 한다.
 원래 사람은 나이를 먹으면 혈압이 높아지게 마련인지라 고혈압은 일종의 생리현상이라고도 할 수 있으나 그것도 정도가 지나치면 신체의 여기저기에 악영향을 미치게 되므로 생리현상이라고 태평스러운 소리만 할 수는 없다.
 건강의 근본이 혈액순환이며 직경이 약 10분의 1밀리 정도인 모세혈관에 이르기까지 신체의 방방곡곡에 혈액을 순환시키는 데는 심장이 혈액을 밀어내는 펌프작용이 필요하게 된다.
 젊었을 때는 혈관이 탄력성이 좋고 혈관의 변성(變性)이 생겨 있지 않기 때문에 혈액순환에 힘이 그다지 들지 않지만 나이를 먹으면 혈관도 노화되기 시작하여 혈압을 높이지 않고는 혈액순환을 시키기 힘들어진다.

이와 같이 뚜렷한 원인 없이 일종의 노화현상으로 혈압이 높아지는 것을 본태성(本態性)고혈압이라고 하고, 신장·심장·내분비 계통의 이상 등에 의하여 생기는 증후성(症候性) 또는 2차성 고혈압이 있다. 원인이 분명치 않은 본태성 고혈압이 고혈압의 약 80퍼센트를 차지하고 있으나 원인이 뚜렷하지 않기 때문에 손을 쓸 수가 없다고 생각하기 쉬우나 과로·스트레스·유전·성격·오랫 동안의 식생활 등에 의하여 크게 좌우된다는 것이 밝혀지고 있다.

본태성 고혈압은 유전성이 많아서 젊은 사람일지라도 부모가 고혈압일 때에는 '약년성 고혈압(若年性高血壓)'인 경우가 많다. 어떤 통계에 의하면 부모 양쪽이 모두 고혈압일 때에는 그의 자녀들은 33.3%가, 부모 중의 한 사람만이 고혈압일 때는 20.4%, 부모가 모두 정상 혈압일 때에는 6.6%의 확률로 고혈압이 나타난다고 되어 있다.

본태성 고혈압은 몇 살부터 나타나기 시작하는가 조사한 통계를 보면 20대에 5%, 30대에 33%, 40대에 38%, 50대에 22%, 60대에 2%로 되어 있어 혈압관리는 30대부터 시작하여야 한다는 것을 알 수 있다.

동맥경화증이나 고혈압을 어쩔 수 없는 노화현상이라고 체념할 것이 아니라 스스로의 건강생활에 의하여 방지하도록 하는 것이 현대인의 생활의 지혜라고 할 수 있겠다.

동맥경화증이나 고혈압을 단순히 측정된 혈압치(血壓値)

만 갖고 판단할 것이 아니라 심장의 X선 검사·안저(眼底)검사·소변검사 등의 종합적인 진찰에 의하여 신중하게 진단되어야 하고, 그 결과에 따라서 치료의 방침이 결정되어야 한다.

요즘 간편한 디지탈식의 혈압계가 개발되어 가정에서도 쉽사리 혈압을 측정할 수 있게 된 것까지는 좋으나, 나타난 혈압치만 갖고 일희일비하거나 자기 나름대로의 약물요법을 실시하는 것은 위험하므로 반드시 전문가의 지시를 받아야 한다. 혈압이 정상적인 사람일지라도 그때 그때 상황에 따라 상당히 넓은 폭의 교차(較差)변동이 있다는 사실을 알 필요가 있다.

그러나 어느 정도를 고혈압이라고 하는가를 세계보건기구(WHO)의 기준으로 알아보도록 한다.

고혈압이 되면 어느 정도의 자각증상도 있게 마련이지만, 아무런 증상도 없는데 발견되었을 때 이미 고혈압이 꽤 많이 진행되었을 경우도 있다. 그래서 고혈압을 침묵의 병(Silent disease)이라고도 한다. 그러나 그렇다고 지나치게 고혈압 노이로제가 될 필요는 없다.

고혈압 환자들이 느끼는 자각증상을 종합하여 보면 ＊어깨가 뻐근하다 ＊때때로 두통이 난다 ＊현기증이 있다 ＊귀가 울린다 ＊계단을 올라갈 때 숨이 차다 ＊성미가 급해져서 대수롭지 않은 일에도 짜증이 난다 ＊코피가 많이 난다 ＊머리가 무겁다 ＊불면증 ＊몸 전체가 무겁다 ＊눈이 자주 충혈된다 등인데 자율신경실조증 또는 부정수소증(不定愁訴症)과 같은 증상들이다. 이런 경우에는 두통약이니 진통제 등의 대증요법(對症療法)을 하기 이전에 혈압검사를 받아볼 필요가 있다.

혈압이 높다는 것은 육체적으로나 정신적으로 부담이 있는 상태라는 증거이기 때문에 생활을 반성해 볼 필요가 있다.

① 일상생활이 무절제, 불규칙하다고 스스로 느끼는 사람은 생활태도를 고치도록 하여야 한다.
② 개인적, 가정적, 사회적으로 골치 아픈 고충이 있을 경우에는 되도록 없애야 하며, 없애기 힘들 때에는 초연한 태도를 취하여 말려들지 않도록 한다.
③ 육체적인 과로 상태이면 활동량을 줄이고, 반대로 운동 부족이면 적당히 운동을 하도록 하여야 한다.
④ 가능한 한 신경을 쓰는 일은 하지 않도록 한다.
⑤ 식사는 규칙적으로 보통대로 알맞게 먹는다.
⑥ 수면은 7시간은 하도록 한다.

이와 같은 생활을 계속하였는데도 혈압이 내려가지 않을 때에는 전문가의 진료를 받을 필요가 있다.

고혈압이 되는 과정을 살펴보면, 먼저 동맥경화증이 생겨서 혈압이 높아지고 혈압이 높아지면 모세혈관들이 딱딱하게 굳어지게 되는 원인과 결과가 서로 꼬리를 물고 순환하게 된다. 노자(老子)의 『도덕경(道德經)』 가운데 이런 말이 나온다.

"인지생야유약 기사야견강 만물초목지생야유포 기사야고고 고견강자사지도 유약자생지도(人之生也柔弱 其死也堅强 萬物草木之生也柔脆 其死也枯槁 故堅强者死之徒 柔弱者生之徒)

..."

　이는 곧 생명 있는 자는 모두 말랑말랑 탄력성이 있으며 늙어서 딱딱하게 굳어지면 죽게 된다는 뜻이 아니겠는가.
　어떻게 하면 한평생 동맥을 말랑말랑하게 탄력성을 유지하느냐가 오늘날의 건강 비결의 초점이 되겠다. 동맥경화증이 생기게 하는 위험인자(危險因子, Risk factor)를 열거하여 보기로 한다.

① 고혈압 : 고혈압인 상태를 유지하면, 특히 최고 150, 최저 95이상을 유지시키면 혈관에 콜레스테롤이 침착되어 동맥경화증이 생기기 쉽다.
② 혈액 중의 지방질 이상 : 지방질이 너무 많은 고지혈증(高脂血症)이 되면, 그 중에서도 특히 악질인 콜레스테롤 LDL이 많아지면 동맥경화증이 된다.
③ 흡연 : 담배를 끊거나 되도록 개비 수를 줄이는 것이 좋다. 하루에 한 갑 이상을 피우는 사람은 위험하다.
④ 비만 : 표준 체중을 유지하도록 하며 많아도 20%를 초과하여서는 안 된다.
⑤ 당뇨병과 통풍(痛風) : 혈액 중의 당, 요소(尿素) 등이 동맥을 손상시킨다.
⑥ 스트레스 : 스트레스가 있으면 부신호르몬인 아드레날린의 분비가 증가되어 혈관을 수축시켜서 혈압이 오르게 하고 결국은 동맥경화도 생기게 한다.
⑦ 운동 부족 : 운동에 의하여 비만 방지와 스트레스 해소를 할 수 있으며 반대로 운동 부족이 되면 혈액순

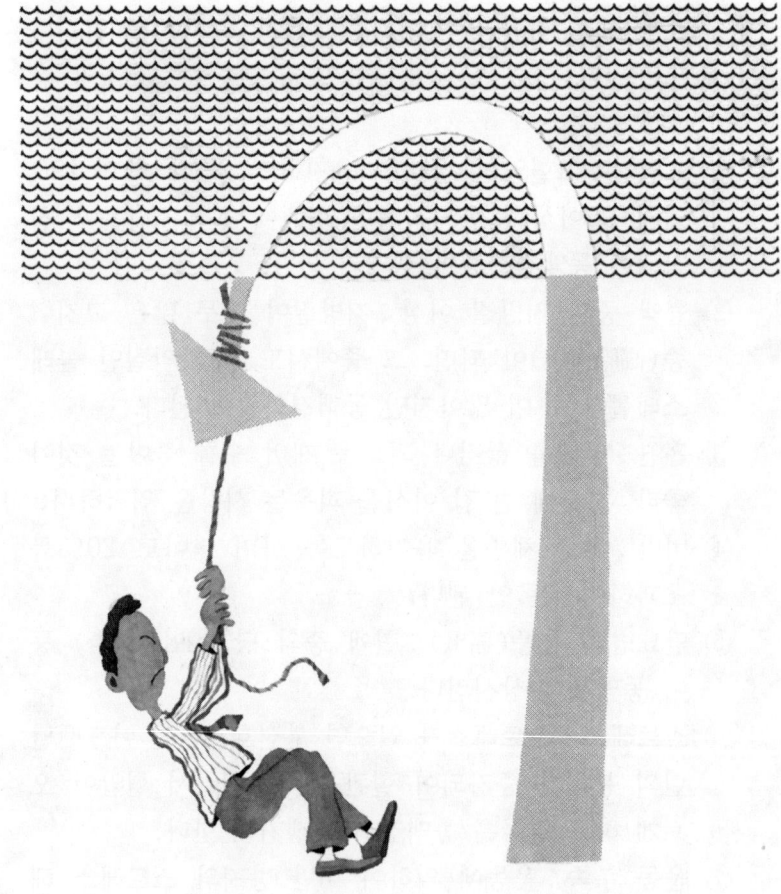

환이 잘 되지 못해 여러 가지 폐단이 생긴다. 동맥경화증 방지에는 걷기 운동이 최고다. 하루에 적어도 30분 정도는 걸어야 한다. 다리의 운동이 충분한 상태가 문자 그대로 만족(滿足)인 것이다.

⑧ 염분의 과잉 섭취 : 식염의 나트륨이 혈관벽에 스며들어 혈관의 탄력성을 없애 준다. 또 염분을 신장에서 배설할 때 혈압을 높이는 물질이 생긴다. 본태성 고혈압인 사람은 운동과 염분 섭취량만 조절하여도 혈압을 내릴 수 있다.

WHO의 권장량에 의하면 하루의 소금 섭취량이 10그램이 초과하지 않도록 되어 있는데, 우리나라 음식으로는 하루에 20~30그램 정도가 된다. 간을 맞추는 것이 짜서라기보다는 국물 많은 음식, 김치, 깍두기, 젓갈, 짠지, 장아찌 등을 한꺼번에 많이 먹기 때문이라고 할 수 있다.

⑨ 성격 : 성격이 깔끔하고 경쟁심이 많고, 공격적인 동시에 언제나 분주한 스케줄에 쫓기는 생활을 하는 사람에게 동맥경화증과 고혈압이 생기기 쉽다.

"일년지계는(一年之計)는 재원단(在元旦)이라."는 말도 있으니 새해부터는 위에 열거한 위험인자를 일상생활에서 제거하도록 노력하시기를 축원드린다.

## WHO의 혈압구분(區分)기준

| 정상혈압 | 최고혈압<br>최저혈압 | 100~139mmHg<br>89mmHg 이하 | 두 가지가 모두 적합할 때 |
|---|---|---|---|
| 경계형(境界形)<br>고혈압 | 최고혈압<br>최저혈압 | 140~159mmHg(단, 최저혈압은 94mmHg이하)<br>90~94mmHg(단, 최고혈압은 159mmHg이하) | |
| 고혈압 | 최고혈압<br>최저혈압 | 160mmHg 이상 두 가지 모두, 또는 어느 한 가지라도<br>95mmHg 이상 두 가지 모두, 또는 어느 한 가지라도 | |

# 왜 우리나라에 간암(肝癌)이 많은가

● **건강의 근본은 간이 튼튼해야 한다**

옛부터 우리는 인체의 내장 중에서 간장(肝臟)이 가장 중요한 것이라고 알고 있었다. "어린 놈이 간도 크지"하면 대담하다는 뜻이 되고 "간에 기별도 안 간다"라고 한 것을 보면 음식을 먹으면 소화되어서 가는 곳이 간이라는 것을 알고 있었던 것 같다. "간이 오그라 들었다", "간이 콩알만 해지다", "간이 녹는다" 등의 형용은 몹시 놀라거나 애를 태우는 것을 뜻하는데, 아닌 게 아니라 오늘날도 사업이 되지 않거나 무슨 우환이 생겨서 철저하게 고민하면 간이 위축되고 딱딱하게 굳어져서 간경화증이 되는 것을 우리는 봐 왔다.

이와 같은 사실로 보아 건강의 근본은 간이 튼튼해야 한다는 것을 알 수 있다. 신문 보도에 의하면 작년 우리나라에서 간암(肝癌)에 의한 사망률이 세계에서 제일 간다고 했다.

간장은 5장 6부 중에서 가장 중량이 커 약 1,300그램 정도 된다. 간장의 기능은 백 가지가 넘는다고 하는데 크게 나누면 네 가지가 있다. 첫째는 인체 내의 신진대사를 주관하여 합성과 분해 작용을 담당하고 있다. 둘째는 영양소를 저장하였다가 필요한 때에 방출하는 작용을 한다. 셋째는 독성물질을 해독하여 무독하게 하여 주는 작용을 한다. 넷째는 지방질을 소화하는 데 필요한 담즙을 생산한다.

대표적인 간장병으로는 간염이 있는데 급성간염과 만성간염으로 나눌 수 있다. 우리나라는 알다시피 B형 간염 바이러스 보균자가 많아서 간염에 걸리기 쉬운 상황이다.

술을 난폭하게 마셔서 생기는 알콜성 간염, 약을 함부로 복용하여 생기는 약물성(藥物性) 간염도 우리의 생활 습성 때문에 많은 편이다. 이와 같은 병이 중하게 진행되면 간경화증, 간암이 되어 불행을 초래하게 된다.

간장은 참을성이 많은 내장인 동시에 다소 고장이 생겨도 보채지 않기 때문에 증상이 잘 나타나지 않는다. 그러므로 자각증상이 나타났을 때에는 이미 간장이 꽤 많이 상했을 때이기 때문에 평상시 간에 해로운 생활을 하지 않도록 절제하여야 한다. 간장병도 초기에 빨리 발견하기만 하면 얼마든지 쉽사리 고칠 수 있는 병이라는 것을 알아둘 필요가 있다.

간장 기능이 약해지면 나타나는 증상으로는 피로하기 쉽고, 피로가 잘 풀리지 않고 전신이 나른하며, 안색이 좋지 못하며, 오른쪽 명치 부분을 누르면 아프고, 심해지면 황달 증상이 생긴다.

### •간암 발생의 원인과 예방법

좀더 구체적으로 간장병 증상을 발견하려면 다음의 7개 조항의 물음에 답해 보라. 이 중 한 가지라도 해당 사항이 있으면 주의를 하여야 한다.

① 최근 피곤함이 심해졌는가.
② 식욕이 나빠졌는가.
③ 기름기 있는 음식은 먹기 싫어졌는가.
④ 때때로 메스꺼움이 생기는가.
⑤ 눈동자, 얼굴 등에 누런 색이 생겼는가.
⑥ 때때로 피부가 가려운가.
⑦ 명치 오른쪽을 눌렀을 때 무언가 딱딱한 것이 느껴지는가.

요즘은 간장 이식도 하고 더군다나 사람 것뿐만이 아니라 침팬지, 돼지 등 동물의 간장도 사람에게 이식한다고 하지만 그런 뉴스에 정신 팔릴 것이 아니라 각자 자기의 간장을 잘 간직하도록 하여야 할 것이다.

간장에 병이 생긴 것을 진단하려면 간기능 검사, 소변 검사, 혈청 검사 등 세밀한 검사법이 많이 개발되어 있으므로 진찰을 받아보도록 한다.

가장 궁금한 것은 왜 우리나라의 간암 사망률이 세계에서 으뜸인가 하는 문제이다. 간암이 생기는 데는 네 가지 원인을 들 수 있다. 그 밖에 다른 곳에 생긴 암이 간장으로 전이(轉移)된 경우도 있다.

네 가지 원인의 첫째는 만성간염이다. 간염이 생겼더라도 간염 자체는 정양을 하면서 잘 치료하면 완전히 고칠 수 있어 문제가 없다. 급성 간염이 걸렸는 데도 치료를 소홀히 하거나, 채 낫기도 전에 다 나은 줄 알고 활동을 개시하여 무리를 하면 만성간염이 되는 것이 문제이다. 만성간염은 5년이고 10년이고 계속되다가 드디어는 간경화증, 또는 간암으로 되는 수가 많다.

간염이 완치된 것을 알려면, 자각증상뿐만 아니라 혈청 검사를 하여 GPT와 GOT의 수치가 얼마인가를 보아야 한다.

GPT는 Glutamic Pyruvic Transaminase라는 효소 이름의 약자이고 GOT는 Glutamic Oxalacetic Transaminase라는 효소의 약자이다. GPT는 주로 간세포에, GOT는 간세포와 심장근육세포 등에 들어 있는 효소인데, 아미노산으로 인체에 필요한 아미노산과 단백질을 합성하는데 필요한 효소이다. 일반적으로 혈액 속에 GPT는 5~35단위, GOT는 5~40단위 정도 나타나는 것이 정상치이다. 급성간염을 비롯한 간장 질환이 되면 단위수치가 증가되어 심할 때는 1000단위를 초과할 때도 있다. 또 GPT와 GOT 상호간에 어느 것이 더 높이 나오는가에 따라서 간장 질환 또는 심장 질환인지를 감별 진단하지만 전문적인 사항이기 때문에 생략한다. 하여튼 혈청 검사를 하여 GPT, GOT가 정상치를 나타내는 것을 확인하여야 한다.

간암이 생기는 둘째 원인은 지나친 음주 생활이다. 오랜 세월동안 폭음을 계속하면 간경화증과 심하면 간암이 생긴다. 더군다나 술을 마시면서도 식사를 거르거나 안주를 들지 않고 깡술만 마시는 사람에게 간경화증이 생긴다. 간장

속에 아미노산, 비타민 등이 결핍되는 것이 간경화증의 직접원인이라고 보고 있다. 술을 마실 때에는 반드시 동물성 단백질 안주를 곁들여야 한다. 한 번 술자리를 가졌다면 그 뒤로 3일 간은 술자리에 앉지 않는 것이 필요하다. 이 3일 간을 휴간일(休肝日)이라고 한다.

  셋째는 약물성 간염이 지나치면 간경화증이 된다. 약은 대체로 모두 간에 대해서는 독성을 지닌 물질들이기 때문이다.

  넷째는 노심초사, 즉 철저하게 고민하거나 근심 걱정을 하면 간경화증이 되었다가 간암이 된다. 우리나라에서 아직 근절되지 않고 있는 간디스토마증도 간경화증의 원인이 된다.

  아무튼 우리나라에 간암 사망률이 많은 이유는 위에 열거한 모든 조건, 즉 간염이 많다는 것, 술을 폭음하는 풍습이 있다는 것, 약을 남용하는 것, 사회가 불안정하니까 여러 가지 심뇌가 많다는 것, 또 한 가지 덤으로 아직도 간디스토마증 환자가 많다는 것 등의 조건이 모두 구비되어 있기 때문이라 할 것이다.

  간장병에는 특효약이 없으며 몸과 마음의 안정과 휴양 및 영양섭취가 절대적으로 필요하다. 누워서 휴식을 취하면 간장의 혈액순환이 좋아져서 간장의 회복을 빨리 하여 준다.

  오미자(五味子)차, 구기자(枸杞子)차, 쑥차는 부작용이 없으면서 오래 복용하면 간장 기능을 좋게 하고 GPT, GOT 등의 이상치(異常値)를 정상화시키는데 효과가 있다고 한다. 가장 중요하다는 표현에 '간요(肝要)'라는 말이 있는 것처럼 건강하려면 무엇보다도 간장을 아껴야 할 것이다.

# 성격과 성인병

• **마음의 건강을 찾는 것이 최우선**

요새 사람들은 전보다 물질적으로 생활이 많이 풍요로워지고 편해졌으며 건강도 향상되고 평균수명도 크게 연장되었다. 그러면 전보다 모든 것이 행복하게 느껴져야 할 텐데도 불평과 고민이 더 많아져 가고 있다. 스스로에게 만족할 줄을 모르고 매사 집착을 하기 때문이다.

사람으로 태어나지를 말아야지 태어난 이상은 생로병사(生老病死)는 반드시 있게 마련인데 그것을 부정하려고 하는 데서 불평과 고민이 생기는 것 아닌가.

부처님의 말씀을 빌리면 이 세상에서 누구나 이룰 수 없는 일이 다섯 가지가 있다. 첫째는 나이를 먹으면 늙게 마련인데 늙지 않으려고 하는 것, 둘째는 병이 생기게 마련인 육신인데 병을 앓지 않으려고 하는 것, 셋째는 언젠가는 죽어야 할 몸인데도 죽지 않으려고 하는 것, 넷째는 멸(滅)해서 없어질 것을 없어지지 않으려고 하는 것, 다섯째는 끝나게 마련인 것을 끝나지 않게 하려고 하는 것이다. 이와 같이 불가피한 일을 피하려고 하는 데서 모든 고민이 생기는 것이다.

차라리 이와 같은 인생의 무상(無常)을 그대로 받아들이면서 사는 것이 몸과 마음의 건강에 좋다.

특별한 건강 비결이나 보약 같은 것이 있으리라는 미련을 지니는 것부터가 잘못이다. 고금동서 별의 별 건강법이니 보약이니 하는 것이 수없이 유포되어 왔으나 과연 그것 때문에 무병장수한 실적이 있느냐를 따져 볼 필요가 있다. 중국의 옛 책인 『성조인황제성훈(聖祖仁皇帝聖訓)』을 보면 다음과 같은 글이 나온다.

"매견도사자과수양득법 대언불참 단다시기년 구경여상인 치락발백 참지노비 관차범세상지술사 구사광인이의(每見道士自誇修養得法 大言不慚 但多試幾年 究竟如常人 齒落髮白 慚至老憊 觀此凡世上之術士 俱欺誑人而已矣 ; 도사라는 사람들이 수양을 하여 비법을 터득하였노라고 자랑하며, 부끄럼없이 큰소리를 치고 있는 사람들이 있다. 그러나 아무리 그대로 실천하여 보아도 때가 되면 보통사람과 마찬가지로 치아도 빠지고 머리도 희어져서 결국은 늙어 쇠약해 진다. 이런 것으로 보면 세상에서 술사(術士)라고 하는 사람들도 결국은 사람을 속이는 데 불과하다)."

육체의 건강법을 따지기에 앞서서 마음의 건강을 찾는 것이 건강법의 올바른 길일 텐데 요즘 사람들은 마음은 점점 더 거칠어 가면서도 육체만으로 건강을 획득하려고 하니 올바른 건강이 이루어질 수 없다.

• 성격과 성인병의 관계

과학적 의학은 생명현상을 물질을 지배하는 물리와 화학의 법칙으로 죄다 설명할 수 있다는 원리에 기초를 두고 있다. 그러나 차차 마음이나 성격이 건강과 관계가 깊다는 것을 알아채기 시작하였다. 더욱이 성인병은 대부분이 괴팍한 성격에 의해서 생긴다고 하여 성인병을 성격병이라고도 한다.

미국의 프리드먼과 로젠만이라는 두 심장병 학자가 심근경색증, 협심증 등의 심장병이 일상 생활의 행동 패턴에 의하여 생긴다는 것을 알아내고 'A형 행동 패턴'이라고 이름을 붙였다. 여기서 말하는 A형이라는 것은 혈액형의 A형과는 전혀 다른 개념이므로 혼동하여서는 안 된다.

요즘 우리나라에서 가장 원기왕성하고 의욕적이어야 할 40대 남성들이 사망률이 높아져 가고 있는데 이것 역시 행동 패턴과 관계가 있는 것이 아닌가 생각된다.

A형의 성격을 알기 쉽게 구체적으로 살펴 보기로 한다.
＊성미가 급하여 직장이나 가정에서 짜증을 내는 경우가 많다. ＊경쟁심이 강하여 남에게 지는 것을 싫어하며 시기심이 많다. ＊차를 운전할 때 남한테 추월당하면 곧 다시 앞지르고야 만다. ＊언제나 시간과 스케줄에 쫓기는 생활을 한다. ＊줄을 서서 차례를 기다리는 것을 참지 못한다. ＊앞 차가 느리게 가면 신경질이 난다. ＊남의 말을 끝까지 듣지 않고 도중에 잘라 앞을 재촉한다. ＊식사를 딴 사람보다도 빨리 먹어 치운다. ＊한정된 시간 내에 되도록 많은 일을 해내려는 욕심이 강하다. ＊약속시간은 반드시 지키며, 상대방이 지키지 않을 때는 참지를 못한다. ＊아무

것도 하는 일 없이 휴식을 취하는 것을 죄악시 한다. ＊한꺼번에 두 가지, 세 가지 일을 겹쳐서 진행시키며 식사를 하면서도 일을 생각한다. ＊점심 후에도 휴식시간이 끝나기 전에 곧 일을 시작한다. ＊일하는 것에만 보람을 느끼며 별다른 취미생활이 없다. ＊일에 대한 책임감이 강하다. … 등등.

 이런 식으로 나열하다 보면 가장 진지하고 의욕적인 일꾼 내지는 완벽주의자의 모습으로 나타난다. 그것까지는 좋은데 너무 강하다 보면 스트레스 때문에 부러지기 쉽다. '진인사대천명(盡人事待天命)'식의 느긋함을 지니는 것이 성인병을 예방하는 지혜가 된다고 할 수 있다. 그런 성격의 사람이 일에 실패하면 좌절감이 생기고 혈압도 높아지며, 좌절감이 심해지면 그것 때문에 간(肝)도 나빠지고 심한 경우에는 암(癌)도 생긴다는 것이 통계적으로 관찰되고 있다. 오늘날처럼 심각한 경쟁 사회에서 어떻게 하면 자기의 걸음걸이로 뚜벅뚜벅 살아가는가가 문제인 것이다.

### ●성격 조절로 성인병 예방을

 허심탄회(虛心坦懷)라는 말이 있다. 마음을 비운다는 것인데 노자는 "마음을 철저히 비우면 안정을 얻을 수 있다(致虛極守請篤, 치허극수청독)."고 하였다. 요즘 온 세상이 수라장처럼 소란스럽고 살벌하게 되어 가고 있는 것은 사람들이 마음을 비우지 못하고 서로 자기만을 주장하기 때문이다. 생전에 교만심과 시기심이 많은 사람이 가는 지옥이 아수라도이며 거기서는 투쟁이 그치지 않는다고 한다.

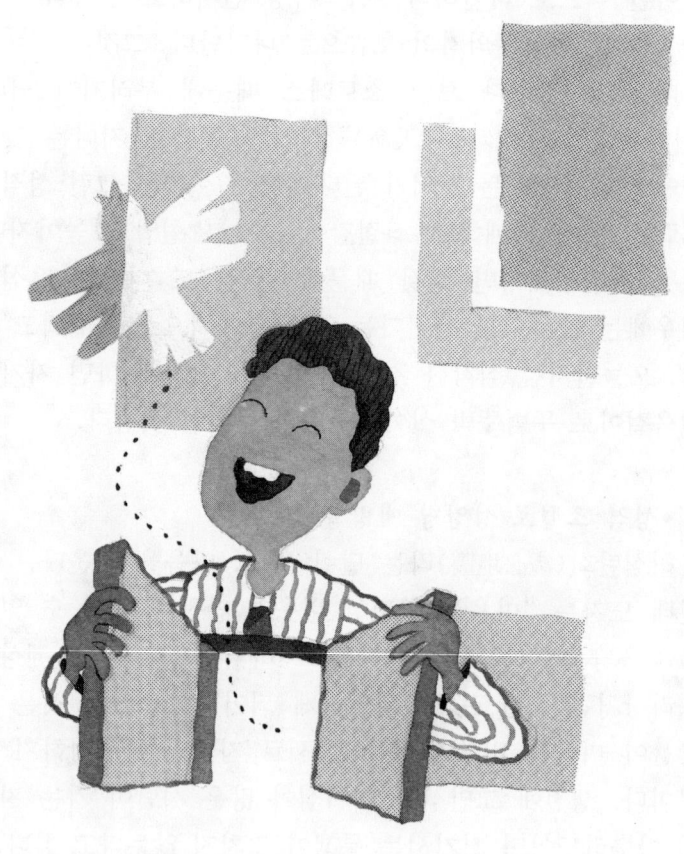

세상에는 세 종류의 사람이 있다는 말을 들은 적이 있다. 바윗돌에 글자를 새겨 놓은 것 같은 사람, 모래 위에 글씨를 쓴 것 같은 사람, 물〔水〕에 글씨를 쓴 것 같은 사람의 세 가지이다. 바위에 글자를 새긴 것 같은 사람들은 한번 골을 내면 성을 풀지 못하는 사람이고, 모래 위에 글씨를 쓴 것 같은 사람은 쉽사리 성을 푸는 사람, 물 위에 글씨를 쓰는 것 같은 사람은 아무리 불쾌한 일이 생기더라도 한 귀로 듣고 한 귀로 흘려 보내어 마음 속에 흔적을 남기지 않는 사람이다.

또 다른 종류의 세 분류의 사람이 있다. 첫째는 성질이 발끈하여 경솔하고 뽐내기 좋아하며 언제나 침착성이 없는 사람이다. 둘째는 마음을 헤아리기 힘들고 언제나 겸손하며 모든 일에 신중하며 욕망을 억제할 줄 아는 사람이다. 셋째는 마음이 깊어서 알 수 없으며 스스로의 번뇌를 모두 없애 버린 사람이다.

왜 건강을 논하면서 격에 맞지 않게 이와 같은 설법을 인용하는가 하면 현대인의 대부분의 병이 이와 같은 성격에서 생겨나는 것이기 때문이다. 어떤 종류의 사람에게 병이 잘 생기겠는가 각자가 판단하기 바란다.

스트레스라는 것도 결국은 환경에 적응하지 못하는 데서 생기는 것이다. 웬만한 위장병은 거의 모두가 자기의 성미를 조절하지 못하고 성 내고 조바심 내는 데서 생긴다. 현재 우리나라에서 가장 많이 팔리는 약이 위장병 약이라는 것은 무엇을 뜻하는 것일까. 마음을 비우고 '안심입명(安心立命)'하여 하찮은 일에 마음이 흔들리지 않도록 하여야 할 것이라는 것은 모르는 바 아니지만, 말은 쉬워도 행하기가 힘든 것이 한탄스럽다.

# 성인병 시대를 사는 지혜
— 올바른 식생활과 약물요법 —

● **성인병의 특성**

성인병은 종래의 감염병과는 판이하게 다른 특징을 지니고 있다. 성인병을 예방 또는 치료하려면 성인병의 특성을 잘 이해하는 것이 필요하다. 성인병은 여섯 가지 특징을 지니고 있다.

① 성인병의 원인은 단일(單一)하지 않다. 성인병은 원인이 여러 가지 복합적으로 작용하여 부지불식간에 생긴다. 그러므로 성인병의 원인으로 어느 한 가지를 꼭 집어낼 수 없다. 그러나 모든 성인병의 공통적인 원인이 하나 있기는 하다. "사람은 혈관과 더불어 늙는다."라는 유명한 말이 있다. 사람의 혈관, 그중에서도 동맥이 탄력성을 잃고 동맥경화증과 고혈압이 되면 그것이 원인이 되어 모든 신체기능이 저하되어 성인병이 생기게 된다. 그러므로 성인병이 되지 않고 늙어도 건강하려면 동맥경화증과 고혈압이 되지 않도

록 주의해야 한다.
② 발병 시기가 언제부터인지를 알아내기가 힘들다. 감염병이면 일정한 잠복기간이 경과한 후에 뚜렷하고 급작스럽게 증상이 나타나면서부터 병이 시작되기 때문에 언제부터 발병되었는지를 알 수 있다. 그러나 성인병은, 예를 들자면 고혈압과 동맥경화증이 시작되어도 본인에게는 전연 자각증상이 나타나지 않는다. 상당한 기간이 경과된 후에라야 비로소 병이 생긴 것을 깨닫게 되는데 그때는 이미 늦어서 병이 중하게 진행된 뒤인 경우가 많다.
③ 한 가지 성인병만이 단독으로 생기는 경우가 적고 두 가지 또는 세 가지 병이 복합적으로 생기는 경우가 많다. 예를 들면 동맥경화가 생기면 조만간에 혈압도 높아지게 마련이다. 더욱이 신장의 혈액순환이 나빠지면 혈압상승 물질이 생겨서 혈압이 올라가게 된다. 동맥경화는 신체 어느 한 부위에만 생기는 것이 아니라 신체 전체에 생긴다. 심장 근육에 영양보급을 하는 관상동맥에 경화증이 생기면 협심증이 생기고, 뇌와 신장의 동맥경화도 생겨서 뇌출혈을 일으킬 위험성이 있다. 또 췌장의 동맥경화가 생기면 췌장 호르몬의 생산이 저하되어 당뇨병이 생긴다. 당뇨병 환자는 혈액 속의 콜레스테롤이 증가되어 동맥경화가 연령에 비하여 빨리 진행된다.

성인병은 감염병과 달라서 면역이 생기지 않으며, 한 가지 병이 생기면 다른 기관도 약하게 되어, 또 다른 병이 생기는 원인이 된다.

④ 성인병은 일단 생기면 다 진행성이다. 본인이 알건 모르건 틀림없이 진행되어 악화되는 방향으로 간다. 한동안 치유된 것처럼 보이다가도 다시 재발되어 진행한다. 다만 진행속도를 적당한 치료에 의하여 늦출 수는 있다. 이와 같이 성인병은 만성 진행성인 것이 특징이다.

그러므로 완전 치유는 불가능하고 올바른 치료에 의하여 진행속도를 느리게 하여 사회생활에 지장이 없도록 하여 주는 것이 성인병의 치료이다. 따라서 성인병의 치료는 조급하여서는 안 되고 꾸준하게 생활을 조정하여 나가는 것이 필요하다.

⑤ 성인병이 되면 병이 생긴 세포나 조직이 영양부족이 되어 파괴된다. 노인이 되면 동맥경화나 고혈압 때문에 혈액순환이 나빠져서 영양분에 의한 신진대사가 나빠진다. 폐의 기능도 쇠퇴하여 산소와 탄산가스의 교환 능력이 감퇴하여 혈중 산소량이 감소된다. 그렇게 되면 조직에 대한 산소 공급이 불충분하게 되어 여러 기관의 작용이 약해진다.

⑥ 성인병의 경과 속도는 사람에 따라서 일정치 않다. 병의 진행속도가 사람마다 다르게 된다. 예컨대 같은 고혈압 환자인데도 1~2년 사이에 빨리 진행되어 사망하는 사람도 있다. 그러나 고혈압이 몇십 년 동안 계속되면서 별 지장 없이 지내는 사람도 있다. 암의 진행속도도 암세포의 종류에 따라서 일정치 않으며

젊은 사람일수록 진행속도가 빠른 경우가 있다.
당뇨병 환자는 동맥경화, 심장병, 간장병 등이 생기기 쉬우나 당뇨병이면서도 오랫 동안 다른 기관에는 지장이 나타나지 않는 사람도 있다. 같은 동맥경화이면서도 사람에 따라서 뇌에 이상이 강하게 나타나는 사람, 심장에 강하게 나타나는 사람 등 차이가 있다. 현단계로서는 왜 그런지 이유가 분명치 않다.

이와 같이 성인병의 원인과 결과는 일정치 않고 복잡하다. 이런 점으로 보아서 성인병은 되도록 빨리 조기발견을 하여 치료를 하는 것이 필요하다. 조기발견을 하여 치료와 생활개선을 하면, 완치시킬 수는 없다손 치더라도 정지(停止)상태로 끌고 가면서 공존할 수 있기 때문이다.

성인병의 명칭이 결국 인조병(人造病)이라는 것으로 낙착되었다는 사실을 상기할 필요가 있다. 그렇다면 일상생활의 어떤 조건이 성인병과 관련이 있는가를 알 필요가 있다.

첫째는 성격과 성인병과는 관련이 많다는 것이 알려져서 성인병을 성격병(性格病)이라고도 한다. 근래 A형 성격이 (성격의 A형과 혈액형의 A와는 전혀 관계가 없음.) 동맥 순환기계통 성인병과 관계가 많다는 것이 알려지자 A형 성격을 고치는 것이 중요한 건강법으로 되어가고 있다.

둘째는 일상생활의 습관과 성인병이 깊은 관계가 있다고 하여 성인병을 습관병이라고도 한다. 일상생활의 규칙성이라든가, 술·담배 등 기호물의 관리, 운동을 비롯한 건강법의 실천 등 여러 가지 생활습성이 있다. 건강에 해로운 생활습성은 버리도록 하고, 바람직한 습성은 일상화되도록 노력하여야 한다.

셋째는 식생활 패턴인데 이것이 가장 중요한 핵심적인 요인이라는 것이 알려져서 성인병을 식원병(食原病)이라고 한다.

그러면 어떤 식생활이 성인병을 예방하는 건강한 식생활이 될 수 있는가가 문제가 된다. 그래서 그와 같은 이상적인 식생활이 건강식(健康食, Health Food)이니 자연식(自然食, Natural Food) 등으로 불리우고 있다.

과연 건강식이란 어떤 식생활인가에 대해서는 여러 가지 주장과 학설이 있어서 과연 어느 것이 좋은 것인지 판단하기 힘든 경우가 많다. 그 중에는 문명사회에서 실천하기 힘든 극단적인 식생활이나 시대착오적인 원시적 식생활을 자연건강식이라고 주장하는 사람도 있다. 미국이나 일본 등의 보건당국에서는 건강을 위한 식생활 지침을 제정하여 공포하고 있다.

여러 가지 조건이 포함되어 있지만 가장 중요한 핵심은 균형식(均衡食, Blanced Diet)이라는 데 있다. 과거에는 영양섭취량이 부족한 영양실조(營養失調) 때문에 사람의 건강과 수명이 나쁘고 짧았지만 오늘날은 영양섭취 과잉에 의한 영양실조 때문에 모든 성인병이 생기는 것으로 학자들은 의견을 일치시키고 있다.

### ● 올바른 식생활의 실천

올바른 식생활은 다섯 가지 원리를 지니고 있다.

① 제철 것을 제철에 먹어야 한다(時食). 사람의 생리가 춘하추동에 따라서 달라지는데 그 계절에 알맞는 식품을 먹도록 하는 것이 건강식의 근본이다. 그 계절의 생리에 알맞는 식품이 그 계절에 생산되는 자연섭리를 먼저 깨달을 필요가 있다. 채소, 과일, 생선에 이르기까지 계절에 따라서 생산되는 종류가 다르다. 요즘은 농업기술의 발달로 계절 없이 채소를 생산하고 있으나, 되도록이면 그 계절에 자연환경 가운데서 생산되는 것이 건강식품이므로 이들을 섭취하도록 하는 것이 좋다. 예컨대 땀을 보충하고 더위를 식히기 위하여 수박, 참외 등은 여름철의 식품이지 겨울철에는 적합치 않은 과일이다.

② 일물전체식(一物全體食)을 하여야 한다. 맛나는 알맹이 부분만 빼내어 먹을 것이 아니라 생선이면 머리, 꼬리, 내장 등 먹을 수 있는 것은 모두 먹도록 하여야 한다. 속담에 어두육미(魚頭肉尾)가 몸에 좋다는 것도 그런 뜻이다. 귤이나 포도 등 과일도 속살만 빼먹을 것이 아니라 속껍질도 먹어야만 사람에게 필요한 식품 섬유질을 확보할 수 있다.

③ 우리의 땅에서 생산된 식품이 우리 몸에 가장 좋다. 모든 생명체는 태어난 곳의 흙과 관련을 갖고 있다. 그와 같은 사실을 신토불이(身土不二)라고 한다. 우리의 쌀, 토종닭, 한우(韓牛) 등이 우리의 구미에 맞을 뿐만 아니라 우리의 체질과 건강에 맞게끔 되어 있는 것이다.

④ 즉석에서 조리한 음식을 먹되, 가공식품(加工食品)은 부득이한 경우에만 들도록 한다. 오늘날은 가정의 식탁에도 제품으로 되어 있는 가공식품이 차지하는 범위가 넓어져 가고 있는데 참으로 큰 문제이다.
⑤ 균형식을 하여야 한다. 한 가지 식품으로 불로초 같은 건강식품을 찾고 있지만 여러 가지 식품을 골고루 먹는 가운데서 건강식품이 이루어진다. 편식이 사람의 건강을 해치고 암의 발생 원인도 된다는 것을 알아야 할 것이다.

어떤 식품치고 몸에 필요한 성분과 영양을 지니고 있지 않는 것이 없지만, 그렇다고 한 가지 식품으로 완벽한 것 또한 없다. 이상야릇한 값비싼 건강식품에서 식보(食補)를 찾을 것이 아니라 값싸고 평범한 식품을 여러 가지 배합하여 먹는 가운데 필요한 영양소가 빠짐없이 확보된다. 설사 몸에 좋지 못한 성분이 들어 있더라도 서로 중화상쇄함으로써 건강식품이 된다. 식품을 크게 6개군(群)으로 나누어서 어느 군도 빠짐이 없도록 식탁에 올리도록 하면 건강식품이 된다.

매일 꾸미는 식탁에는 6군 중에서 어느 한 군도 빠지지 않도록 하는 것이 균형식이다. 이와 같은 균형식단으로 실제로 식사를 할 때에 몇 가지 주의사항을 지적하여 본다.

① 주식(主食)을 중심으로 하여 주채(主菜)와 부채(副菜)를 곁들여서 식단을 짜야 한다. 한동안 주식이니

반찬이니 구별할 것 없이 무엇이든지 많이 먹기만 하면 된다는 식의 식사는 올바르지 못하다는 것이 알려지고 있다. 주식을 전체 식사량의 약 60퍼센트 정도가 되게 먹으면서 부식을 곁들여야 한다.
- 주식 : 쌀밥·빵·면류·감자 등의 곡식 또는 전분질 식품
- 주채 : 생선·육류·계란·콩제품 등으로 만든 반찬
- 부채 : 주채에 곁들여 먹는 야채로 만든 식품

② 칼로리는 활동에 알맞게 섭취한다.
- 과식하여 비만증이 되지 않도록 한다.
- 활동을 줄여서 식사량을 적게 하려고 하지 말고 적극적으로 활동을 하여 식사량을 늘리도록 한다.

③ 지방질은 양과 질을 고려한다.
- 지나친 지방질 섭취는 고지혈증(高脂血症)·심장병 등의 원인이 된다.
- 동물성 지방도 섭취해야 하나 그 양은 식물성 지방의 절반 정도가 되게 한다.
- 동물성, 식물성을 합쳐서 지방질 섭취량은 하루에 50그램이 초과되지 않도록 한다.

④ 소금 섭취량이 지나치지 않도록 하여야 한다.
- 소금은 하루 10그램 이하로 한다.
- 조리방법을 연구하여 소금을 적게 쓰고도 맛나게 먹을 수 있도록 조리한다.
  우리 음식 습관으로는 아무리 조심해도 소금 섭취량이 많아지기 쉽다. 그 이유로는 김치·깍두기·젓갈

등 염분이 많은 음식을 즐겨 먹고 국을 많이 먹으며 뜨거운 음식을 즐기는데 음식이 뜨거울 때는 짠맛이 그다지 느껴지지 않으므로 섭취량이 많아질 수밖에 없다. 또한 밥을 물에 말아서 먹으면 젓갈 같은 짠 반찬이 입에 맞으며 쌀밥을 많이 먹는 식사에서는 짠맛의 밥반찬이 어울리기 때문이다.

이와 같은 우리의 식생활을 고치면 소금 섭취량을 줄일 수 있다. 소금 섭취량을 줄이면 본태성 고혈압도 방지할 수 있게 된다.

### •성인병과 약물요법

치료법에는 크게 두 가지가 있다. 하나는 병균에 직접 작용하여 병균을 박멸시키거나 병의 고통스러운 증상을 없애주는 치료법이고 또 하나의 치료법은 병을 공격하는 것이 아니라 환자의 병에 대한 저항력을 증진시키고 환자로 하여금 자연 치유 능력을 강화시켜서 스스로 병을 예방하고 치료하는 방법이다.

병이 생기는 것은 신체기능의 균형이 깨어짐으로써 생기는 것인데, 그럼으로써 깨어진 균형을 회복시켜주는 것이 병을 치료하는 것이 될 것이다. 그러기 위해서는 영양의 불균형을 바로잡아 주고 면역기능을 활성화시키고 스트레스를 해소시켜 마음의 안정을 회복시켜 주는 것 등이 자연치유능력을 증진시켜 주는 방법이 될 것이다.

공격치료법에는 직접적인 약효를 나타내는 강력한 약을

사용하여야 하는데 항생제나 스테로이드 호르몬 등이 그와 같은 예로 약효도 놀랍지만 조금이라도 용량을 잘못하면 중대한 부작용이 생겨서 생명에 위해를 줄 수도 있다.

암의 화학요법제 사용은 암이 생기는 원인을 제거하는 것이 아니라, 직접 암세포를 공격하여 증식하지 못하게 하는 독성물질을 사용하는 방법이다. 그러므로 그와 같은 약제로 치료하는 동안은 암보다도 더 고통스러운 심한 부작용이 나타난다. 신경통약, 심장부정맥에 대하여 사용하는 강심제 등은 모두 세심한 주의 하에 사용하여야 하는 약들이다. 비단 이런 약들만이 아니라 현대의 화학합성약품들도 정도의 차이는 있을 망정 본질적으로는 모두 인체에 대해서 독물(毒物)인 것이다. 독성물질이기 때문에 약리작용을 나타낼 수 있다는 것은 현대 약리학의 상식이다.

공격약과 생체기능활성화약을 서로 비교하면 각각의 장단점이 모두 있기 때문에 때에 따라서 필요한 것을 선택하여야 한다. 두 가지 치료법을 절충하여야만 완전한 치료법 내지는 건강법이 될 수 있다.

공격요법은 병자에게만 필요한 치료법이며 건강법으로는 사용될 수 없다. 그러나 생체기능활성화 치료법은 병자에게는 물론 건강한 사람에게도 사용할 수 있는 치료법이며 그럼으로써 건강상태를 근본적으로 더욱 향상시킬 수 있다.

성인병의 원인은 올바르지 못한 식생활에 의해서 생기는 것이 주된 원인이기 때문에 식원병(食原病) 또는 DRD (Diet-Related Disease)라고 하는 것이다. 몇 가지 예를 들자면,

① 고혈압 : 식염섭취 과다
② 비만증 : 영양섭취 과다, 과음, 운동부족 등
③ 간장병 : 알콜성 음료의 과음
④ 심근경색증, 협심증 등 심장병 : 동물성 지방의 과다 섭취 및 콜레스테롤의 과다섭취
⑤ 뇌졸중 : 식염섭취 과다
⑥ 통풍 : 푸린(Purin)체의 과다 섭취
⑦ 암 : 발암성물질 함유식품의 섭취 등이다.

현대의 식생활에 있어서 자연식품에서 벗어난 가공식품의 사용이 늘어가고 있다. 그렇게 되면 가공식품 제조에 있어서 필요악(必要惡)적인 존재인 식품첨가물을 섭취하지 않을 수 없게 된다. 이와 같은 원인 외에도 스트레스, 공해 등의 조건이 겹쳐서 현대인은 누구나 모두 성인병 위험에 노출되고 있다고 할 수 있다.

성인병은 생긴 다음에 치료하려고 할 것이 아니라, 생기기 전에 예방을 하여 병이 생기지 않도록 하는 것이 가장 좋은 방법이며 그것이 바로 오늘날의 건강법이 되어야 할 것이다. 그러자면 올바른 식생활의 실천만이 성인병을 예방 또는 치료하는 핵심이라고 할 수 있다.

성인병에 있어서 현대 약물요법은 원인요법이 아니라, 대증요법(對症療法)에 지나지 않는다는 것을 인식하여야 할 것이다. 그러므로 '병이 생기거나 건강이 좋지 않을 경우에는 무엇보다도 우선 식생활을 반성하여 식습관을 개선하는 것이 필요하며 그런후에 급한 증상을 약물요법으로써 완화 또는 제거하려고 하여야 한다.

성인병에 있어서 올바른 식생활이 바로 치료 또는 예방약이 된다는 것을 식약일체(食藥一體) 또는 식약동원(食藥同源)이라고 하기도 한다. 올바른 식생활은 가정주부들의 손에 달려 있으며 따라서 국민전체의 건강은 가정주부들의 손에 달려 있다고 하여도 지나친 표현은 아닐 것이다. 올바른 식생활에 의하여 건강이 국민전체에 보급되어 병 없는 나라를 이룩하는 것은 바로 가정주부들의 중요하고도 성스러운 책임인 것이다.

# 제3장
## 어떤 병에 어떤 증상이 일어나는가

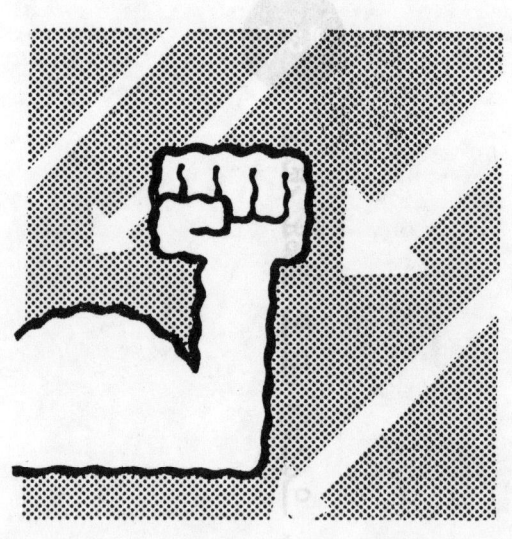

# 병은 원인이 있어 생긴다

● **병에는 원인이 있게 마련**

건강학에 있어서 가장 문제가 되는 것은 왜 병이 생기느냐 하는 문제이다. 병은 결코 우연이나 팔자소관으로 생기는 것이 아니라 원인이 있어서 생기는 것이라고 생각한다. 아직도 의학이 채 발달되지 못해서 정확한 인과관계를 모르는 것도 있기는 하지만 언젠가는 완전히 원인을 알 수 있게 될 것이다.

원인을 모르는 병은 저절로 낫기를 기다려야 하지만 원인을 분명히 알고 있는 병은 원인을 제거하면 고칠 수 있게 된다. 과학적인 의학이 발달되지 못했던 옛날에는 병을 신령의 노여움 때문이라고 생각하여 살풀이굿 같은 것으로 고치려고 한 적도 있었지만 지금 생각하면 미신적인 것이 많았다고 할 수 있다.

건강이란 병과 대조되는 개념으로 인체가 전체적으로나 국소적으로나 기질적(氣質的)으로 완전하며 정상적인 기능을 나타내고 환경의 영향에 대해서 잘 적응되어 나가는 상태를 말한다. 그러나 이와 같은 건강상태를 계량적으로 나

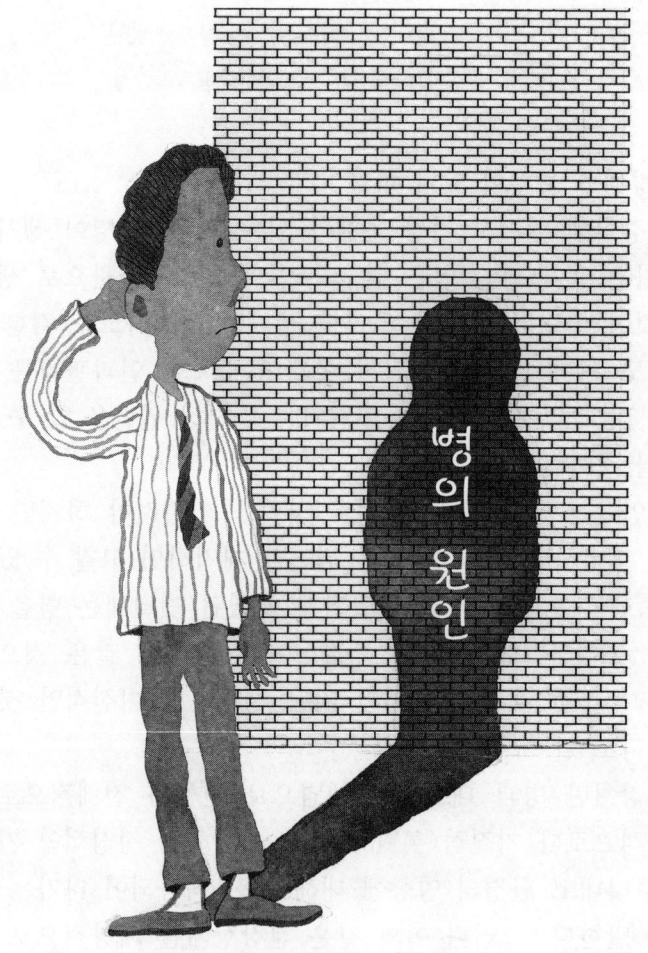

타내는 검사법이 없기 때문에 보통은 상식적인 가치판단으로 생각하는 경우가 많다. 모든 생활 기능이 원활하여 일상생활에 불편이 없을 때에는 건강한 상태라고 생각하여도 좋다.

병원에 가서 진찰과 검사를 받아보아도 이렇다할 고장이 발견되지 않는데도 몸이 편치 않은 것을 느끼는 사람이 있다. 그런 경우도 건강한 상태라고는 말할 수 없으며 건강하려면 몸과 마음이 아무런 불편을 느끼지 않고, 건강이라는 것에 대한 관심이 없는 상태가 건강이라고 할 수 있다. 현대인은 옛사람들에 비하면 영양상태와 체격도 좋아지고 이렇다할 병은 없는데도 건강에 대해서 자신이 없는 사람이 많다. 그런 상태를 반건강인(半健康人)이라고 한다.

우선 일상생활에 있어서 \*아침에 깨어나면 간밤에 충분히 잠을 잤기 때문에 만족하고 \*조반상을 대하면 식욕이 좋아서 맛있게 식사를 할 수 있고 \*낮에 활동하는 데 있어서 조금도 지치지 않고 유쾌하게 일할 수 있으며 \*좀처럼 감기에 걸리지 않는 상태를 건강이라고 생각하면 된다. 이와 같은 네 가지 조건 중에서 어느 한 가지라도 불편한 것이 있으면 병이 생겼다거나 몸이 약해져서 병이 생기려고 하는 징조라고 생각하여 섭생을 할 필요가 있다. 그럴 때에 무리하면 진짜로 병이 된다.

육체와 정신이 조화(調和)와 균형이 잡혀 있는 상태를 건강이라고 할 수 있다. 심신일여(心身一如) 상태가 되어야 할텐데 육체적인 활동에 치우치거나 육체는 무시하고 정신만을 내세우는 것 모두 다 건강한 상태라고 할 수 없다.

"건전한 육체에 건전한 정신이 깃든다."라는 말이 있다. 얼른 듣기에는 육체건강이 근본이 되고 거기에 따라서 정신도 건강하게 될 수 있다는 것처럼 들린다. 그러나 정신주의자나 수도하는 분들은 사람의 건강은 마음이 주(主)이고 마음만 튼튼하면 육체도 따라서 건강하게 될 수 있다고 주장한다. 하지만 사람을 정신과 육체로 이원적(二元的)으로 나누어 생각하는 자체가 벌써 잘못이다.

그렇지만 대부분의 현대인은 정신과 육체를 분리하여 어느 한편에 기울어지기 때문에 완전한 건강인이 되지 못하고 반건강인이 되는 것이라고 할 수 있다.

• 밖에서 침입하는 외적(外敵)만이 무서운 것이 아니다

병이 생기는 원인은 외인(外因)과 내인(內因)의 두 가지가 있다. 외인은 외부로부터 인체에 작용하는 원인에 의하여 병이 생기는 것을 말한다. 내인은 체질이라든가 정신적인 영향이 병의 원인이 되는 것이다. 물질적으로 발달되지 못하여 생활환경이 바람직스럽지 못할 때의 병의 원인은 외인이 주가 되었다고 할 수 있다.

그러나 오늘날은 생활이 향상되어 건강에 적합한 생활환경을 인공적으로 어느 정도 만족하게 만들고 살기 때문에 자연의 위협이 그다지 크게 문제가 되지 않는다. 또한 영양섭취가 좋아져서 영양불량 때문에 생기는 병도 없어지고, 생활환경이 깨끗하게 됨에 따라 병원체(病原體)의 감염에 의하여 생기는 감염병(感染病)도 줄어들고 있는 추세이다.

원래 한의학에서는 외인보다는 내인을 중요시 여겨 왔다.

그런데 오늘날은 외인의 위협이 줄어드니까 내인이 문제가 되기 시작하여 병의 종류도 급성병보다는 만성병이 많아져 가고 있다. 만성병의 치료는 시간이 걸리더라도 원인요법을 하도록 해야지, 일시적으로 그때 그때 증상이나 고통을 멈추게 하는 대증(對症)요법으로는 완치할 수 없다. 그래서 요즘 건강법이나 건강식품이 크게 관심의 대상이 되고 있으며, 현대의학에서도 점차 전통의학의 건강관이랄까, 양생법(養生法)에 관심을 갖게 되고 약도 효력이 속효성(速效性)인 화학 약품보다도 생약을 주로 하는 전통 의약품의 장점을 인식하기 시작했다.

이와 아울러 식생활을 올바르게 하면 성인병이 생기지 않고, 성인병이 생겼더라도 식생활을 바로잡으면 고칠 수 있게 된다. 즉 '식(食)이 약(藥)이다'라는 '식약일체(食藥一體)'의 사상이 일반에게 먹혀들어가고 있음은 바람직한 추세다.

그러나 식품에 의하여 병을 고칠 수 있다고 하니까 상업주의가 편승하여 늘상 먹던 식품과는 전연 색다른 건강식품이라는 것들을 개발하여 선전에 열을 올리고 있어 갈피를 잡기 힘들게 하고 있다. 또 보통사람으로서는 실천하기 힘든 괴팍한 건강법 등을 개발하여 마치 고행(苦行)하는 것처럼 평범한 생활을 버리게 하는 경향도 있다. 평상시대로 사람들이 보통대로 생활을 즐기면서도 건강을 누릴 수 있는 것이 진정한 건강법이라고 필자는 믿고 있다.

### ●건강에도 인과응보(因果應報)가 있다

병의 원인 중의 외인(外因)은 가장 중요한 것이 병원체〔기생충, 세균, 기타 여러 가지 병원성 미생물〕이고, 물리적인 작용〔기온, 기압 등의 변동, 방사선 등〕, 화학적인 작용〔식품, 약품 등의 올바르지 못한 섭취, 공해 등〕, 영양공급의 장해〔전에는 영양부족이나 영양실조가 문제였으나 오늘날은 포식(飽食)에 의한 영양실조와 가공(加工)식품을 섭취하고 자연식품에서 멀어져 가는 데 원인이 있음〕, 정신적인 문제〔각박한 경쟁사회와 물질만능의 가치관에서 오는 인격 파탄 등〕 등을 꼽을 수 있다. 천변지이(天變地異)나 맹수, 박테리아 등에 의한 위협은 거의 사라지다시피 된 반면, 사람이 자랑하는 문명의 발달에 의하여 사람이 스스로 만들어낸 외부적 원인에 의하여 자승자박하게 되었으니 생각할수록 아이러니컬한 이야기이다.

내인(內因)에 대해 옛사람들은 삼독(三毒)・칠정(七情)이 건강을 해쳐서 병이 생기게 한다고 하였다. 삼독이란 체내의 기(氣)・혈(血)・수(水)를 말하며 이들의 순환과 분포가 올바르지 못함을 말한다. 칠정(七情)이란 사람의 일곱 가지 감정, 희(喜)・노(怒)・우(憂)・구(懼)・애(愛)・증(憎)・욕(慾)의 과부족을 말한다.

기쁜 것이 어떻게 병의 원인이 될 수 있을까 의아해하는 사람도 있겠지만 실상은 기쁨도 지나치면 병이 될 수 있다. 복권이 당첨되어 심장마비로 죽는 경우와 같은 것은 극단적인 예이지만 옛부터 '고진감래(苦盡甘來), 홍진비래(興盡悲來)'라고 한 것을 상기할 필요가 있다. 이 세상이란 결국 따지고 보면 육불(六不)의 세상이 아닌가.

'불생불멸(不生不滅), 불구부정(不垢不淨), 부증불감(不增不減)'의 세상에서 희로애락에 집착한다는 것부터가 잘못인 것이다. 어떠한 변화가 생겨나도 놀라거나 겁내지 말고 '처변불경(處變不驚)'하는 태도가 현대를 사는 마음의 건강법이라고 할 수 있겠다.

이밖에 '불내외인(不內外因)'이라고 하여 외인도 아니고 내인도 아닌, 자업자득으로 생명의 손상을 초래하는 행동이 있다. 예컨대 교통사고, 자살, 폭력행위 등을 비롯하여 오치〔誤治:치료를 잘못하여 건강을 해치고 심하면 생명을 잃는 것〕 등 올바르지 못한 생활에 의해서 스스로 불러들이는 병들이 이에 속한다.

건강법의 가장 기본은 이와 같은 병의 원인을 피하도록 하는 것인데 요즘 사람들은 스스로 즐겨 그런 생활을 하려고 하면서도 병에 대한 '면죄부(免罪符)' 같은 치료법이 있는 줄 알고 있으니 이 얼마나 우매한 중생들의 모습인가.

# 병의 인과론(因果論)

무슨 병이든지 모두 원인이 있어서 생긴다. 나쁜 원인을 저지르면 괴로운 결과가 생기고, 불행한 일이 생기면 번뇌가 생겨서 더욱 나쁜 원인을 만들어 내게 되어 소위 악순환을 거듭하게 되는 것이 인생이다.

괴로운 일이 생기면 무엇이 나쁜 원인이었던가를 반성하며 나쁜 원인(惡因)을 거듭하지 않고 선인(善因)을 만들도록 하여야만 병을 고칠 수 있다. 가령 폭음 폭식을 하여 나빠진 건강이라는 것을 깨달았으면, 당장에라도 술을 끊고 규칙적인 생활을 하도록 하여야 한다. 그렇게 생활을 고쳤다고 하여 대번에 생긴 병이 낫는 것은 아니다.

어리석은 사람들은 이와 같은 이치를 깨닫지 못한 채 임시변통인 대증요법(對症療法)으로 일시적으로 고통이 없어지면 그것을 병이 다 나은 것으로 잘못 생각하여 여전히 폭음 폭식을 계속하기 때문에 드디어는 위암이다, 간경화증이다, 간암이다 하여 죽음에 이르게 되는 것이다.

한번 저지른 악인(惡因)은 연필로 쓴 것을 고무 지우개로 지우듯이 없애버릴 수가 없다. 반드시 몸과 마음에 자국이 남게 마련이며 그것이 '업력(業力)'이 되어 여러 가지 지장을 초래하게 된다. 일단 병이 생기면 겸허하게 반성하는 것이 필요하다. 10년 걸려서 생긴 병이라면 20년이 걸려서라도 생활을 고쳐서 병을 낫게 하겠다는 각오가 필요하다.

세상만사, 공짜나 우연한 것이 없으며 모두 원인과 결과로 되어 있다. 어떤 병은 태어나면서부터 유전적으로 생겨나는데 그것도 부모나 조상의 원인에 의해 생긴 결과일 따름이다. 또 어떤 것은 아직도 과학이 채 발달되지 못하여 무엇이 원인인지를 찾아내기가 힘들기 때문에 직접적인 원인을 몰라서 생기는 것처럼 보인다. 그런 병을 본태성(本態性)이라 하기도 하고 특발성(特發性)이라고 하기도 한다.

옛날에 사람을 괴롭히던 전염병이나 천변지이 같은 재앙은 우연히, 사람을 구별하지 않고 생기는 것처럼 억울하게 보이는 경우가 있다. 그러나 오늘날의 병은 옛날과 달라서 전부 자기 스스로가 자업자득에 의하여 만들어 내는 성인병이 주류를 이루고 있다. 그래서 성인병을 '인조병(人造病)'이라고 한다. 성인병이 되지 않으려는 몸가짐, 마음가짐을 올바르게 하는 것이 필요하며, 지금 성인병이 시작되었다 하더라도 이제부터라도 좋으니 성격, 습관, 식생활 등을 고쳐나가도록 하면, 병을 없앨 수 있다.

### ● 마음으로 짓는 병이 더 무서운 결과 초래

병이 생겼을 때에는 병 때문에 생기는 고통은 참고 견뎌야 한다. 인생을 살다보면 인과관계에 의해서 원치 않는 고통이 생기는 수도 있다. 그것은 피할 도리가 없으며 체념과 인내에 의해서 극복하여야 한다.

병은 병만을 앓아야지 앞질러서 이것 저것을 의심을 하여서는 안 된다. 말이 쉽지, 사람은 마음이 있기 때문에 이것 저것 생각하지 않을 수 없다. 오랫동안 앓으면 수입이 끊기고, 치료비를 어떻게 감당하여야 하나 하는 것도 문제가 된다. 그러나 요즘은 예전과 달리 의료보험이 있어서 치료비 문제는 어느 정도 수월하게 해결되고 있다. 그 보다도 더 큰 문제는 병이 치료될 수 없는 험한 병이 아닐까 하는 의구심이 생기는 것이다.

현대는 매스미디어가 발달되어 건강이나 병에 관한 정보가 많은 것은 좋은데 지나치게 많아서 정보 공해 시대에 접어 들고 있다. 건강하게 살 수 있는 긍정적인 지식을 주는 것이 아니라 병에 대한 공포증을 사람들에게 심어주고 있기 때문이다. 차라리 그런 토막지식이 없었더라면 병만을 앓았을 것인데 어렴풋하게 아는 것이 있으면, 넘겨 짚어서 자기가 앓고 있는 병을 지레짐작으로 나쁜 방향으로 상상한다. 그래서 암 노이로제인 사람이 많다. 의심을 하면 진짜로 그렇게 되기 쉽다는 것을 알아야 할 것이다.

어린아이들이 병을 앓는 것을 배워야 한다. 열이 펄펄 나면 꼼짝 못하고 끙끙 앓다가 열만 떨어지면 언제 그랬냐는 듯이 다시 일어나서 장난에 열중한다. 그 병이 장차 무슨 병이 될 것인가, 혹시 낫지 못할 병은 아닐까…, 등등으로 미리 의심이나 걱정하는 것이 없다. 무사기(無邪氣)하기 때문에 그럴 수 있는데 어른들은 욕심과 아집에 의해서 의심을 만들어 내는 것이다.

생긴 병은 당해야 하지만 무심하게 병만을 앓도록 하며, 마음으로 병을 만들지 말도록 하여야 한다. 간호하는 가족들도 병자가 병만을 앓을 수 있도록 배려하여야 한다.

어떤 수행자가 산 속에서 좌선을 하고 있는데 하늘에서 목소리가 나며 앞에 독사가 있다고 소리쳤다. 놀라 살펴보았으나 독사를 찾을 수 없어서 다시 좌선을 하고 있는데 또 목소리가 들리며 독사가 있다고 했다. 수행자가 화가 나서 왜 거짓말을 하느냐고 하였더니, 왜 마음속의 독사를 알아채지 못하느냐고 하였다고 한다. 마음속에 암이 생기지 않도록 하는 것이, 암의 예방과 투병에 절대로 필요하다.

### ● 종교를 통한 마음의 안정이 필요

오늘날 과학 발전에 심취된 나머지 생명의 존엄성, 신비성, 전체성 등이 없어지고 인체를 무슨 기계 다루듯이 순전히 물질적, 국소적으로 취급하고 있다.

남성의 정력은 고환(睾丸)에서 만들어 내는 남성 호르몬인 테스토스테론 때문이라는 것이 알려지자, 노화를 방지하려면 고환을 떼어,내고 젊은 고릴라의 고환을 이식하여 주면 될 것 아니냐는 발상을 실제로 실험하여 본 역사가 몇십년 전에 있었다. 물론 거부 반응에 의하여 이식이 성공되지 못하였으니 망정이지 하마터면 원숭이 정력을 빌려서 남성 구실을 하는 사람이 생길 뻔하였다.

요즘은 간염 때문에 간 기능이 없어진 환자에게 원숭이 간을 이식하여 경과가 좋으니 나쁘니 라며 보도되고 있다.

심장이 망가진 환자에게 남의 심장을 떼어 이식하면 될 것 아니냐. 그러려면 뇌사(腦死) 상태인 사람의 심장을 떼어 내야 한다. 그렇게 되면 죽음을 어떻게 판정내려야 하는 문제가 대두되는데 이는 심각하고도 미묘한 문제가 아닐 수 없다.

사람의 심장을 구할 수 없으면 기계로 만든 인공 심장을 이식하면 될 것 아니냐. 가족계획이니 인구조절이니 하는 명분 아래 임신중절은 아무렇게나 하여도 괜찮은 것인가… 등등 심각한 문제가 현실화되고 있다.

인생이 어디서 와서 어디로 가느냐 하는 문제의 해결은 종교만에 의해서 이룩될 수 있다는 것이 필자의 소견이다. 생명은 영원히 청사진이 밝혀지지 않는 창조물이다 라는 말이 있는데 맞는 말이라고 생각한다. 사람에게 왜 숙명적으로 생로병사(生老病死)가 있느냐 하는 문제를 과학적으로만 해결하려고 하다 보니 오늘날의 세기말적인 불안과 혼란이 지구덩어리를 휩쓸고 있는 건 아닐까.

이와 같이 불안하고 혼란스러운 시대에는 지나치게 '낙천적(樂天的)'이 되든가 '비관적(悲觀的)'이 되든가 두 가지 극단론이 판을 치게 된다. 이런 판국일수록 ①세상일을 본질적으로 올바르게〔正〕보고 ②본질적으로 올바르게 생각하고 ③그것을 올바르게 표현하고 ④그러기 위해서 올바르게 행동하고 ⑤올바르게 세상을 살아가고 ⑥올바르게 노력하고 ⑦올바르게 근본적인 목적을 마음에 지니고 ⑧올바르게 사색하는 불교의 '팔정도(八正道)'의 진리가 절실하게 필요한 것이다.

# 어떤 병에 어떤 증상이 나타나는가

 몸에 병이 생길 때는 그 병에 따른 증상이 나타나게 마련이다. 그러므로 그 증상을 잘 분석해 보면 지금 무슨 병이 생기고 있는가를 판단할 수 있다. 물론 정확한 진단은 전문가가 해야 할 일이며 전문가가 아닌 보통 사람이 어림짐작으로 병명을 붙여 자기 멋대로 치료했다가는 중대한 병이 생긴 것을 모르고 시기를 놓쳐서 큰 일이 생기는 수가 있다.
 그러나 어떤 병에 어떤 증상이 생기는가를 대충 상식적으로 알고 있으면 그런 증상이 나타났을 때 재빨리 전문가에게 진찰과 치료를 받아 때를 놓치지 않도록 하는 이점도 있다. 가령, 갑자기 복통이 났을 때 그냥 위경련이거니 하여 진통제를 사다 먹고 몇 시간 통증을 가라앉히고 잠이 들었다가 다시 통증이 생긴 뒤에야 병원엘 가보았더니 이미 심한 급성복막염이 된 후였기 때문에 때를 놓쳐 생명을 잃는 경우도 있다. 또 이와 반대로 대수롭지도 않은 증상을 큰 병에 걸렸다고 야단법석을 떠는 것도 우스운 일이다.
 어떤 병에 어떤 증상이 나타나는가를 상식적으로 알아두면 도움이 될 만한 것을 골라서 살펴보고자 한다.

우선 병 증상 중에서 가장 고통스럽고 위험한 통증(痛症)이 어떤 병의 경우인가를 알아둘 필요가 있다. 그 중에서도 제일 위험한 것이 복통, 즉 배가 아픈 경우다. 여기서 주의할 것은 어딘가가 아플 때는 진통제를 복용하면 된다는 사고방식을 버려야 한다. 진통제로 통증을 멈추고 시간을 보내는 것도 위험하지만 통증을 일시적으로 멈추면 정확한 진찰을 하는데 방해되는 수가 많기 때문이다.

**(1) 윗배(上腹部)가 아프다**
* 공복에 시장할 때 아프며, 그때 음식을 먹으면 통증이 멎는다.
* 봄·가을 환절기에 잘 생기며 때때로 검은색의 대변이 나온다.

판단:이런 경우에는 위궤양이나 십이지장궤양을 생각할 수 있다.

처방:내과, 특히 소화기 내과에 가서 X선 검사, 위 카메라 검사 등으로 정확한 진단을 내려야 하며, 특히 암과의 감별 진단이 필요하다.

* 치밀어 오르듯이 경련을 일으키며 아프다. 특히 기름기 있는 음식을 먹었을 때 잘 생기며 때때로 열도 난다.

판단:담석증, 담낭염

처방:소화기 내과에 가서 담석증인가를 확인한다. 열이 있을 경우에는 항생제를 사용하며 재발을 거듭할 때는 담낭 절제 수술을 받는다.

* 계속 아프며 통증이 멎지 않고 반듯이 누워 있으면 더욱 고통스럽다.
* 기름기 있는 음식, 육류를 먹으면 통증이 악화되며 열도 약간 나고 윗배가 부어 오른다.

**판단** 급성 또는 아급성 췌장염

**처방** 중증인 경우에는 즉시 병원에 입원해야 한다. 과히 심하지 않을 경우에는 항생제와 대량의 췌장효소제를 내복하는 수도 있으나 전문가의 지시에 따라야 한다. 만성인 경우에는 동통신경을 절제하는 경우도 있다.

* 처음에 윗배가 아프다가 점차 아래 오른쪽으로 내려오면서 아프다.
* 메스껍고 토하며 열이 난다.

**판단** 급성 충수염(맹장염이라고도 한다)

**처방** 외과에서 수술을 받아야 한다. 심하지 않은 경우에는 항생제로도 치료되는 수가 있으나 전문가의 지시에 따라야 한다. 무엇보다도 안정이 필요하다.

* 치밀어 오르면서 아프다. 음식을 먹으면 더 아파진다.

**판단** 급성위염

**처방** 한두 끼 굶고 죽을 먹으면서 위를 휴식시킨다.

* 별안간에 맹렬하게 아프며 식은 땀이 흐른다.
* 배가 딱딱하게 굳어진다.

**판단** 소화성궤양(위궤양·십이지장궤양)의 천공(구멍이 뚫렸을 때)
**처방** 시각을 지체하지 말고 구급차로 위절제수술을 할 수 있는 병원으로 이송하여 수술을 받아야 하며 때를 놓치면 생명이 위험하다. 평시에 소화성궤양으로 약을 복용해온 사람은 주의해야 한다.

* 트림이 나면 아픔이 멎는다.
* 명치가 팽창한다.
  **판단** 탄기증(呑氣症)
  **처방** 트림을 하여 가스를 내보내면 되며 여성에게 많다.

(2) 배꼽 둘레가 아프다
* 메스꺼우며 때로는 토한다.
* 배를 만져보면 약간 딱딱하다.
  **판단** 급성충수염
  **처방** 외과에 가야 한다. 충수염인 경우 오른쪽 아랫배가 아픈 것이 보통이지만 이렇게 배꼽 근처가 아픈 경우도 많다.

* 돌연히 통증이 생기며 의식을 잃는다.
  **판단** 복부 간질증
  **처방** 내과로 가야 하며, 항(抗) 간질약이 효과가 있다. 뇌파검사로 이상을 발견할 수 있다.

* 통증 외에 다른 특별한 증상은 없다.
* 소화불량증이 있다.
  **판단** 소장염, 알레르기성 소장염, 회충증
  **처방** 소화제, 항알레르기제, 구충제 등을 복용해 본다.

### (3) 아랫배가 아프다
* 오른쪽 아랫배에 가벼운 통증이 있다.
* 통증이 반복되며 열은 없다.
  **판단** 이동성 맹장(移動性 盲腸)
  **처방** 적당한 때에 수술을 받아 고정(固定)시키면 된다.

* 갑자기 맹렬한 통증이 생기며 아랫배 전체가 아프다 (여성인 경우).
* 쇼크 증상으로 정신을 잃는 수도 있다.
  **판단** 자궁외 임신파열
  **처방** 즉시 부인과로 보내어 개복수술을 받아야 하며 시간을 놓치면 생명이 위태롭게 된다.

* 배가 팽창한다.
* 변비가 수일간 계속된다.
  **판단** 장내 가스 저류증(貯留症)
  **처방** 관장을 하여 대변을 배출시킨다. 대변이 딱딱한 덩어리일 때는 손가락으로 파내야 하는 경우도 있다.

* 점점 통증이 심해진다.
* 소변이 자주 나온다.
* 소변이 탁하며 피가 섞여 있고 높은 열이 난다.
  **판단** 급성 방광염 또는 전립선염(前立腺炎, 남성인 경우)
  **처방** 비뇨기과, 부인과, 내과 등에 간다. 항생제는 최소 2주간 계속 복용하지 않으면 재발되기 쉽다. 수분을 많이 섭취하며 소변을 자주 보아야 한다.

* 치밀어 오르며 아프다.
* 통증이 점점 아래로 내려간다.
  **판단** 요로결석(尿路結石)
  **처방** 비뇨기과, 외과, 내과에 가서 X선 사진으로 진찰을 받아야 하며 물을 많이 마셔도 결석이 저절로 빠져 나오지 않을 때는 수술해야 한다.

* 조그만 물집이 많이 생긴다.
* 열이 나고 통증은 표면에만 국한되며 따끔따끔 아프다.
  **판단** 대상포진(帶狀疱疹·헤르페스)
  **처방** 내과, 피부과에서 치료를 받아야 한다.

위에서 보는 바와 같이 배가 아프다는 것은 대체로 심상치 않은 경우가 많다. 사촌이 땅을 사도 배가 아프지만 갑자기 복통이 생기면 뱃속의 내장에 무언가 중대한 이변이 발생해 경계경보 또는 공습경보가 내린 것이 통증이라고 생각해야 한다. 진통제로 일시적이나마 경계 태세를 늦추어서는 안 된다. 특히 배가 아프면서 메스껍거나 토하는 증상이 생기며 뱃가죽이 팽팽하게 굳어지면서 얼굴이 창백해져 고민하는 경우에는 창자가 막혔거나〔장폐색(腸閉塞)〕창자가 꼬이거나 끌려 들어가서〔장중적증(腸重積症)〕생기는 경우도 있으므로 시간을 지체하지 말고 외과 치료를 받아야 한다. 그렇지 않으면 생명이 위태롭게 된다.

# 건강의 근본은 위장이 튼튼해야 한다

 병 중에서 위장병이 가장 많고 따라서 약도 소화기 계통의 약이 가장 많이 소비되고 있다.
 속된 표현이지만 사람은 먹지 않고는 살 수 없다. 그래서 음식물의 섭취는 생명 유지의 근본이라고 할 수 있다. 건강하기 위해서는 무엇보다도 먼저 소화기가 튼튼해야 하며 웬만한 병에 걸리더라도 위장이 튼튼하여 잘 먹는 사람은 병을 이겨낼 수 있다. 그래서 위장을 건강의 바로미터라고 하기도 한다.
 건강에 관심있는 사람들이 팔 다리의 근육운동이나 정력제 등에는 관심을 가지면서도 어떻게 하면 위장을 튼튼하게 하느냐에 대해서는 별로 관심이 없는 것을 보면 이상하다고 아니할 수 없다.
 근래 생활이 향상되고 예방의학이 발달되어 감에 따라 병균의 감염에 의해서 생기는 감염병은 거의 없어져 가고 있는 반면에 성인병이 늘어가고 있다. 성인병의 원인은 여러 가지가 있지만 그 중에서 가장 핵심적인 것이 올바르지 못한 식생활에 있다고 하여 성인병을 식원병(食原病)이라고 한다 함은 이미 누구나 다 익히 아는 사실이다. 그러므로 오늘날의 건강법은 어떻게 하면 위장을 튼튼하게 하여 식사를 잘 하느냐에 달려 있다고 할 수 있다.

위장병의 원인으로는 무엇보다도 먼저 폭음 폭식을 들 수 있다. 위장은 위장 홀로 존재하는 것이 아니라 신체의 모든 기관의 영향을 받는다. 그 중에서도 가장 예민하게 영향을 받는 것이 마음의 스트레스이다.

우리말로 '속이 쓰리다' '속이 아프다'라고 할 때의 '속'은 모든 내장을 다 말하는 것이 아니라 위를 지칭하는 경우가 많다. 소화기 계통 병을 '속병'이라고 하는데, 속병이라는 말의 뜻에는 심인성(心因性)으로 생기는 병이라는 뜻이 들어 있다. 성을 내거나 걱정거리가 생겨서 고민하면 소화가 잘 되지 않고 심하면 위궤양 또는 십이지장궤양 등 소화성궤양이 생긴다는 것은 누구나 다 아는 상식이다. 간 기능이 나빠져도 식욕이 떨어지고 헛배가 부르며 소화도 되지 않는다. 신장이나 폐에 병이 생겨도 위장이 약해진다. 가정 불화, 직장에서의 스트레스, 사회 불안 등도 위장병의 원인이 된다.

미국의 통계에 의하면 병원을 찾는 위장병 환자의 약 75 퍼센트가 심인성(心因性) 위장병이라고 한다.

그러므로 위장병을 예방하고 치료하기 위해서는 무엇보다도 마음을 다스리는 것이 중요하지, 일시적인 소화제나 제산제(制酸劑) 또는 진통제 등의 대증요법(對症療法)만으로는 고치기 힘들다는 것을 알 필요가 있다.

뚜렷하게 병명을 붙일 정도는 아니지만 언제나 소화 기

# 위가
# 튼튼해야…

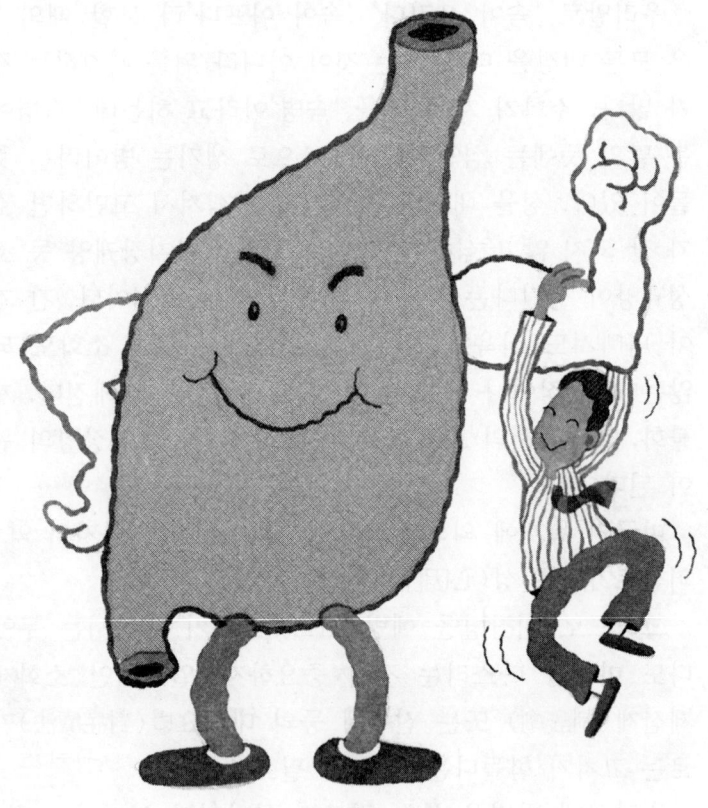

능이 신통치 않은 잠재성(潛在性) 위장병 환자가 많다. 그런 사람들은 만사에 원기가 없고 언제나 의기소침해 있게 마련이며, 그런 사람들이 소화제 단골이 되기 쉽고 심해지면 진짜 위장병 환자 또는 위암으로 까지도 발전될 수 있다.

어떻게 하면 위장을 튼튼하게 할 수 있느냐가 오늘날의 가장 중요한 건강문제라고 할 수 있다.

과학적 의학이 없었던 옛날 사람들이 도리어 위장병에 대해서 올바른 파악을 하고 있었다는 것은 아이러니컬한 일이다. 옛 사람들은 위장병을 일종의 내상(內傷)이라고 보았다. 내상이란 기력이 쇠퇴하여 생기는 병이며 내상의 원인으로는 음식상(飮食傷)과 노권상(勞倦傷)의 두 가지가 있다고 하였다.

음식상이란 폭음 폭식으로 생기는 것을 말하고, 노권상은 몸과 마음이 과로하여 지쳤을 때 생기는 것을 말한다. 피로는 몸과 마음을 지나치게 써서 생기는 것도 있지만 방로상신(房勞傷腎)이 더 많다고 하였다. 지나친 섹스 행위로 정력이 약해지는 것을 방로상신이라고 한다. 음식상은 명치를 눌렀을 때 통증이 있으나 노권상은 눌러도 아프지는 않다고 한 것을 보면 옛 사람들의 관찰도 꽤 정밀하였음을 알 수 있다.

위병을 고치려면 무엇보다도 먼저 원인을 제거하여야 하며 주색을 멀리하는 것이 필요하고, 둘째로는 가정불화나 사회적 불안을 방지하는 것이 필요하다. 그러기 위해서는 동양적인 철학이나 양생법에 의하여 심신을 단련하는 것이 필요하다.

그러므로 종교적 신앙이 두터운 사람들이나 사회적인 도의심(道義心)이 확고한 사람에게는 위장병이 생기지 말아야 할 것이며 실제로도 그렇다고 할 수 있다.

우리나라에 위장병 환자가 가장 많다는 사실은 우리의 음식이 지나치게 맵고 짜고 뜨거운 데다가 식사 시간이 짧으며 비교적 대식(大食)을 하는 습성 때문이라고 할 수 있다. 또 한편으로는 가정생활이나 사회가 불안하다는 뜻도 되겠다. 그리고 술과 담배를 지나치게 한다는 것도 무시할 수 없다.

인체는 나이와 더불어 노화(老化)되는데 그중에서도 가장 빨리 노화되는 것이 위라고 한다. 위의 기능은 10세에서 20세 사이가 가장 왕성하고, 점차 기능이 떨어지는데 30세이면 20% 정도 능력이 떨어지고 70세가 되면 약 절반으로 줄어든다고 한다. 그러나 나이와 더불어 폭음 폭식이나 과로 등의 부담이 점점 늘어가니 위병이 생기지 않을 수 없게 되어 있다.

"위장은 정신의 거울[鏡]이다."라는 말이 있다. 위장은 마음과 신경의 지배를 받고 있다는 뜻이 되겠다. 그러므로 위장을 튼튼하게 하기 위해서는 무엇보다도 마음을 편안하게 진정시키는 '안심입명(安心立命)'이 필요하다. 어떻게 터득하였던지 옛날의 소동파(蘇東坡)가 '안심시약 갱무방(安心是藥 更無方)'이라고 하였다. 마음을 편안하게 하는 것이 약이지 그밖에 다른 처방이 있을 수 없다는 뜻이 되겠다.

옛 속담에 "함신자혈 비산비야 제비지하(陷身者穴 非山非野 臍鼻之下)"라는 것이 있다. 사람을 빠뜨려 죽게 하는 함정이 있는데 산이나 들판에 함정이 있는 것이 아니고 배꼽과 코 밑에 있는 두 구멍이 바로 그것이다. 결국 주색을 삼가라는 뜻이 아니겠는가.

"비위(脾胃)를 조리(調理)함은 의(醫) 중의 왕도(王道)이며, 음식을 절계(節戒)함은 각병(却病)의 양방(良方)이니라."라는 말이 고(古) 의학 서적에 나온다. 비위는 소화 기능을 뜻하며, 소화 기능을 튼튼하게 하는 것이 사람을 튼튼하게 하고 병을 고치는 근본이라는 것이다.

위장병에는 위하수증(胃下垂症), 만성위염, 만성장염, 위산과다증, 담석·담낭증, 십이지장궤양, 급성대장염, 만성위장병, 위궤양, 위암, 상습성 변비증, 만성복막염 등 많은 종류가 있는데, 그때 그때 소화제 등을 복용하여 임시로 모면을 하는 것은 일시적인 것일 뿐 병을 완치할 수는 없다. 전문가의 정확한 진단을 받고, 근본적으로 생활 자체를 바로잡으면서 고쳐가도록 하여야 한다.

# 가슴이 뛰고 숨가쁜 증상

　증상은 결코 우연히 생기는 것이 아니라 병이 생기고 있다는 것을 알리는 경계경보라고 할 수 있다. 어떤 병이 일어날지 또는 일어나고 있다는 징조나 조짐이 바로 증상이다.
　인생의 모든 일이 느닷없이 생기는 것 같아도 사람이 둔해서 알아차리지 못했을 뿐, 미리 미리 증상으로 예고를 받아왔다는 것을 깨달을 필요가 있다. 아무리 조그만 증상이라도 그 뜻을 알아차려서 손을 써야 한다. 비록 미물이긴 하지만 야생동물이나 벌레들은 지진이나 화산폭발 같은 천변지이가 생겨날 징조를 미리 알아차리고 도망을 치는 행동을 한다고 한다.
　그런데 만물의 영장이라는 사람은 도리어 징조를 깨닫지 못하고 변을 당하게 된다. 욕심으로 판단이 흐려지고 무리를 하기 때문이다.
　무슨 병이든 조기에 발견하여 치료를 하여야만 치료될 수 있다. 그러려면 조그만 증상이라도 놓치지 말고 정밀한 진단을 받도록 하여야 한다. 그러나 보통은 증상이 생겨도 대수롭지 않게 생각하고 '귀찮다' '겁이 난다' 등으로 검사

받기를 회피하는 경향이 있게 마련인데, 그러는 동안에 자연 치유력에 의하여 저절로 증상이 없어지는 경우도 있다.
　따라서 모든 증상을 모두 의심하고 신경과민이 되라는 것은 아니다. 때로는 의심이 진짜 병을 만들어 내는 경우도 있다. 이렇듯 병에 대한 지나친 의심이나 관심은 나쁘지만 반대로 병에 대한 지나친 무관심도 문제가 된다.
　의심스러운 일이 있으면 내놓고 검사를 받으면 된다. 의료보험제도가 실시됨에 따라 직장이 있는 사람들은 정기적으로 건강진단을 받을 수 있어 건강관리를 할 수 있게 되어 좋으나 그렇지 않은 분들은 그런 기회가 없어서 건강관리에 소홀해지기 쉽다.

### ● 질환의 원인과 증상

　누구나 달음박질을 하거나, 계단, 언덕 등을 급히 올라갈 때에는 숨이 차고 가슴이 두근거리게 된다. 가슴이 두근거리는 것을 '심계항진(心悸亢進)' 또는 '동계(動悸)'라고 하는데 생리적인 한계를 벗어나서 병의 증상으로서 가슴이 울렁거리는 수가 있다. 숨이 가쁜 호흡곤란도 생리적인 범위를 벗어나 가만히 있는데도 느껴질 때에는 심장이나 폐에 병이 생기느라고 그러는 수가 있다.

(1) 심장·순환기 계통의 이상
　신선한 산소를 많이 포함하고 있는 혈액이 심장으로부터 몸 전체에 순환되어야 한다. 그러므로 심장이나 혈관에 이상이 있는 경우에는 혈액순환이 나빠져서, 그만큼 더 혈액을 많이 순환시키려고 가슴이 뛰게 된다.

선천적인 심장병도 있고 후천적인 심장병인 심장판막증, 심내막염, 심비대증 등이 있을 경우, 동맥경화증, 고혈압증 때문에 심장이 뛰는 경우가 있다. 또 그와 같은 심장의 기질적(器質的)인 고장은 없으면서도 심장의 박동이 일시적으로 흐트러지는 기외수축(期外收縮)이라는 것도 있다.

(2) 호흡기 계통의 이상

폐에서 혈액이 신선한 공기와 접촉하여 적혈구에서 산소를 받아들여 전신에 보내게 되어 있다. 만약 폐를 비롯한 호흡기에 고장이 있을 경우에는 산소를 받아들이는 것이 부족하게 되므로 건강한 사람보다도 호흡의 횟수를 늘려서 산소를 확보하려고 하게 되어 숨이 차게 된다.

또 호흡의 횟수는 심장박동수에 1/4 정도가 되는 리듬을 지니고 있기 때문에 호흡 횟수가 많아지면 따라서 심장의 박동도 많아지게 되므로 가슴이 울렁거리게 된다.

폐의 병으로서는 폐기종(肺氣腫)이 있으며 폐의 탄력성이 약해져서 폐 속의 공기를 완전히 신선한 공기로 바꾸지 못하게 된다.

그밖에 각종 폐염, 기관지염, 기관지 천식, 늑막염, 폐결핵, 자연 기흉(氣胸, 흉막강 속에 공기가 들어가서 폐가 오무라진 상태), 늑막 유착, 폐결핵으로 흉부수술을 받은 경우 등에 숨이 가빠진다. 호흡곤란이 있는가를 아는 간단한 방법으로 성냥개비 테스트라는 것이 있다. 불을 붙인 성냥개비나 양초를 입에서 20~30cm 되는 곳에 세워 놓고 입을 벌린 채로 숨을 세차게 내뿜어 불을 끈다. 만약 불이 꺼지지 않으면 폐색성(閉塞性) 폐질환인 기관지 천식, 만성기관지염, 만성폐기종 등이 있음을 의심할 수 있다.

(3) 혈액 이상

적혈구의 혈색소(헤모글로빈)가 산소와 결합하여 산소를 전신에 운반하는 역할을 한다. 만약 적혈구의 수효가 적거나 적혈구의 수효는 괜찮으나 헤모글로빈이 적을 때에는 산소의 운반이 불충분하게 되어 호흡 횟수와 심장의 박동이 빨라지게 되어 가슴이 뛰고 숨이 가쁘게 된다.

적혈구의 수효 또는 헤모글로빈의 양이 줄어든 상태를 빈혈이라고 하는데 빈혈에도 원인이 여러 가지이다.

① 골수에서 혈액을 만들어내는 힘이 저하되었을 때 - 재생불량성 빈혈
② 혈액을 만드는 데 필요한 물질이 부족한 경우 - 철(鐵)결핍성 빈혈, 악성 빈혈
③ 혈액이 상실된 경우 - 위궤양, 치질, 코피 등에 의한 만성 출혈, 부상이나 수술 등에 의한 급성 출혈 등의 실혈성(失血性) 빈혈
④ 적혈구의 파괴가 심한 경우 - 용혈성(溶血性) 빈혈
⑤ 암·기생충 등에 의한 빈혈

이와 같이 빈혈의 원인이 여러 가지이며 남성에 비해 여성이 빈혈이 되기 쉽다. 또 빈혈은 서서히 오랫동안에 생기는 경우가 많아서, 이상을 느끼지 못한 채 모르고 지내는

경우도 많다. 계단이나 언덕을 올라갈 때에 숨이 가쁜 경우에는 그냥 원기가 약해서 그러려니 하지 말고 진찰을 받을 필요가 있다.

(4) 기타의 병

바세도우씨 병, 비만증, 갱년기 장애, 고혈압, 저혈압 등인 경우에도 숨이 차다. 자기의 평상시의 혈압을 알고 있는 것이 필요하며 정기적으로 혈압 측정을 하도록 권해드리고 싶다.

동계(動悸)나 숨가쁨이 오래 계속될 때에는 이와 같이 여러 가지 원인에 의해서 생길 수 있는 것이기 때문에, 반드시 검진을 받도록 하여야 한다. 가슴의 울렁거림, 숨가쁨 등이 있는 사람은 과격한 운동, 정신적인 긴장, 흥분 등은 하지 않도록 피해야 한다.

또 오랜 시간의 뜨거운 목욕, 운동, 작업 등은 주의하여야 하고 규칙적인 일상생활을 하며, 원인이 되는 병을 근본적으로 치료하도록 하여야 한다. 이와 같은 병들의 진찰은 흉부 엑스선 검사, 심전도 검사, 혈액 검사, 소변 검사, 호흡기능 검사 등 여러 가지가 있으며 요즘은 검사법이 발달되어 쉽게 원인을 찾아낼 수 있다.

병이 생기는 것은 우리를 괴롭히고 죽이려고 하는 것이 아니라, 건강이 나빠지는 것을 근본적으로 알아차려서 생활을 고쳐 나가라는 고마운 배려의 섭리라고도 받아들일 수 있겠다.

# 신경성 병

오늘날은 옛과 달라서 굶주리고 헐벗고 짐승·벌레·병균 때문에 병에 걸리는 시대는 지나가고 있다. 그런데도 나날이 병원과 약의 종류나 소비량이 늘어만 가고 있는 것은 도대체 어찌된 셈일까.

현대 사람들이 겉보기에는 체격이나 체력이 강대해 보이는데도 자기의 건강상태에 대해서 만족하고 있는 사람이 드물다. 건강에 대해서 열등감을 지니고 있기 때문에 보약, 건강식품, 건강법 등을 찾아 헤매이고 있는 것이다.

도대체 인간으로 태어나지를 말았어야지 인간 세계는 태어나는 것도 괴로움이고, 늙고 병들고 죽는 것도 괴로움이다. 미워하는 것과 만나지 않으면 안 되는 것도, 사랑하는 것과 이별하지 않으면 안 되는 것도, 또 구하는 것을 얻지 못하는 것도 괴로움이다.

이와 같은 괴로움들이 결국은 모두 탐냄, 성냄, 어리석음〔貪瞋痴;탐진치〕의 세 가지 독소에서 비롯된다고 석가모니께서 가르치고 있지 않은가.

탐·진·치는 결국 자기 중심의 집착이라고 할 수 있다.

탐내는 마음에 집착하면 아무리 편리한 생활이 되어도 잠 못 자는 괴로움이 생기게 마련이다. 세 가지 번뇌가 없는 사람은 어떤 환경 가운데서도 편안함을 누릴 수 있다.

조그만 고통도 참지 못하고 회피하며 안락을 찾으려고 하는 것이 탐(貪)이고, 모든 것이 나 자신의 탓인 것을 깨닫지 못하고 남을 원망하고 흥분하는 것이 진(瞋)이고, 자아(自我)에 집착하여 모든 것에 불평 불만을 품는 무지와 몽매를 치(痴)라고 할 수 있다.

아시다시피 병을 크게 두 가지로 나누면 내장에 고장이 있어서 생기는 기질병(器質病)과, 고장은 없는데도 신경의 조절이 잘 되지 못하여 생기는 기능병(機能病)이라 할 수 있다. 이때 자율신경실조증과 신경성 질환이 기능병에 속한다. 진찰을 하여 보아도 이렇다 할 병은 없는 것 같은데 본인은 여러 가지 고통을 호소한다.

신경성 질환은 내성적이면서도 삶에 대한 집착과 욕망이 강하며, 근심 걱정이 많은 사람에게 생긴다. 다른 사람은 그 정도는 대수롭지 않게 받아들이는 자연과 환경에 적응하지 못하는 데서 공포, 불안, 고통 등이 생긴다. 밤낮 아프다고 보채던 사람도 자기가 좋아서 하는 일에 대해서는 고통을 호소하지 않는다.

### •신경성 질환의 종류와 증상

신경성 질환으로는 강박신경증(强迫神經症), 불안신경증, 보통신경질의 세 가지가 있으며 흔히 노이로제라고도 하지만, 신경쇠약이나 정신병과는 전혀 다르다.

강박신경증은 *사람 만나기를 두려워하는 '대인공포(對人恐怖)' *암·고혈압·에이즈 등을 필요 이상으로 두려워하는 '질병공포' *문단속이 끝나고 가스도 안전하게 막았는데도 몇 번씩 고쳐보아야 하고 편지를 우체통에 넣었는데도 불안하여 손을 넣어 들어간 것을 확인하는 '불완전공포' *잡념이 생겨서 정신집중이 되지않아 공부를 못하겠다는 '잡념공포' *잡음이 들려와서 귀울림이 마음에 걸리는 '잡음공포' *손을 씻고 씻어도 불결한 것처럼 느껴지는 '불결공포' *직장이나 가정에서 무슨 일이 생겼을 때 자기가 의심을 받는 것 같은 '혐의공포' *바늘이나 송곳 등을 잘못 보관하여 찔리면 어떻게 하나 하는 '첨단공포' 등이나 지나친 '고소공포증(高所恐怖症)…' 등등 이밖에도 얼마든지 종류가 많다. 이들은 이들은 한번 생각하면 마음을 돌이키지 못하는 집착에서 생긴다.

불안신경증은 발작성신경증(發作性神經症)이라고도 하며 대표적인 것이 '심장신경증'이다. 이는 발작적으로 심계항진(心悸亢進)이 생겨서 심장마비로 죽는 것에 대한 공포증을 일으키는데 그런 사람은 여러 번 심전도를 찍어서 아무런 이상이 없다고 하여도 안심을 하지 않으며 가족과 같이 동행하지 않으면 외출도 못한다.

호흡곤란 발작에 대한 불안공포증도 있으며 이런 노이로제는 여성에게 많다. 보통 신경질은 불면증, 두통, 어지러움증, 수전증〔손이 떨리는 증상〕, 조금만 움직여도 맥이 빠지고 피로하여 꼼짝을 할 수 없다는 호소, 자기의 성기(性器)가 발육부진이라는 열등의식, 도중에 소변이 나올까 걱

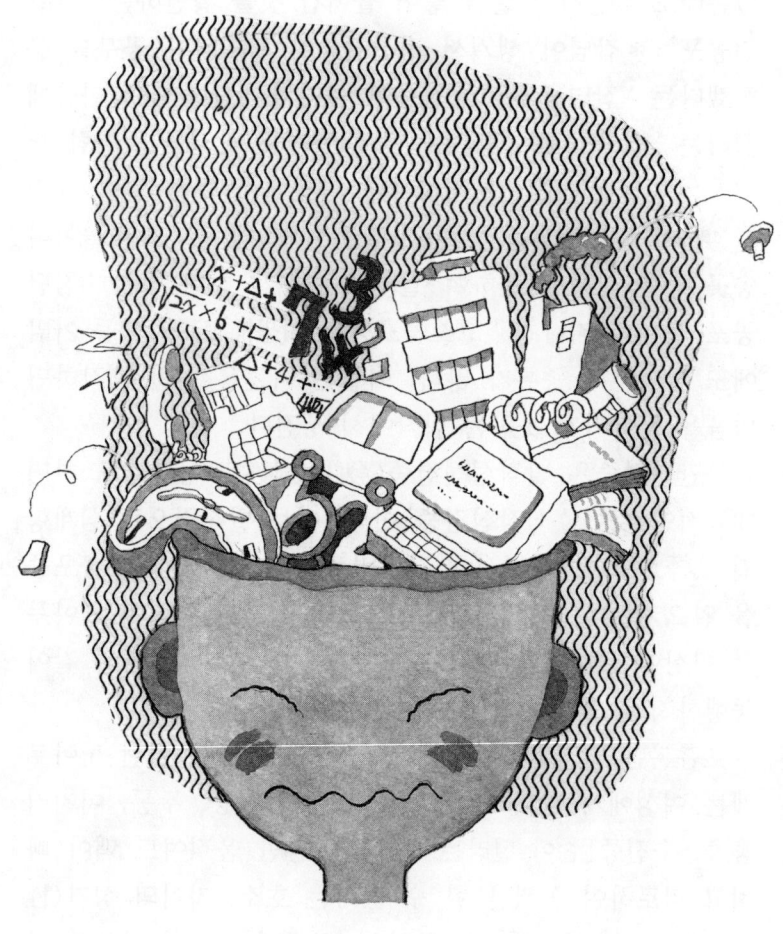

정이 되어 차를 타지 못하는 신경질을 비롯하여 종류가 수 없이 많다.

　그렇게 심하지는 않아도 유난히 결벽성이 있다든가 남은 대수롭지 않게 생각하는 것을 근심 걱정하는 옹졸한 사람이 그런 부류에 속한다. 요즘은 노인들에게도 적지 않게 생기는데 특히 정년퇴직 후에 생계를 어떻게 유지하느냐를 고민하는 나머지 지나친 구두쇠가 된다든가, 노인성 치매증 등이 있다.

　인생이라는 것이 아무리 조심을 하여도 당할 때는 당하게 되어 있는 것인데 미리부터 지레 걱정을 지나치게 하는 것도 신경질증상이라고 할 수 있다. 인생은 아직도 오지 않은 미래를 미리 불안해 하거나 겁낼 필요는 없고 당할 때에는 당할 용맹심이라고 할까, 평상심(平常心)을 지닐 필요가 있다.

　노자(老子)가 말한 "무위자연 무불위(無爲自然 無不爲; 자연대로 순종하여 일부러 꾸미지 말고, 당하면 안하는 것 없이 최선을 다해서 하도록 하면 된다)"가 맞는 말인 것이다. 이것이 이른바 '용맹중생 성불일념(勇猛衆生 成佛一念)'의 경지가 아닐까.

　바다에서 배를 탔을 때 스스로 운전을 하면 배멀미가 생기지 않는데 그냥 승객으로 있으면서 파도에 따라 흔들리는 것에 휩쓸리지 않으려고 반항을 하기 때문에 멀미가 생긴다는 말은 음미해 볼 만한 것이다.

　근래에 사람들이 건강에 대한 관심이 많다 보니 건강에 관한 토막지식이 많이 유포되어 올바른 지식보다도 자칫하면 병에 대한 공포심과 의구심을 불러 일으키는 경우가 있는데, 특히 의약품 광고에서 그런 경향을 볼 수 있다.

마음에서 생긴 병을 마음으로 고치려고 하지 않고 오로지 약에 의해서만 고치려고 하면, 증상을 일시적으로 잊게 하는 것이지 원인요법이 되는 것이 아닌데 '약물의존성(藥物依存性)'이 생겨서 약이 없으면 살지 못하게 된다.

신경질 계통 증상은 사람에 따라 각양각색이며 두통, 머리 무거움, 불안 초조감, 손발의 마비감, 정신 몽롱, 현기증, 오한, 상기에 의한 얼굴의 뜨거운 감각, 심계항진, 변비증, 잦은 소변, 불면증, 건망증, 소화불량 등을 비롯하여 이루 헤아릴 수 없이 다양하다. 그렇기 때문에 일일이 증상을 따라다니며 약을 사용한다고 해서 근본적인 치료가 될 수 없는 것은 뻔한 이치가 아니겠는가. 전문가의 진찰을 받아 다른 데는 고장이 없는 신경성 기능병이라는 것이 밝혀지면 스스로 병이라는 생각을 버리고 일상생활에 적극적으로 적응하도록 노력하여야 한다.

봄철이 되면 춘곤증이 생기고 잠을 자도 잔 것 같지가 않고, 여름에는 덥고, 겨울에는 추운 것이 자연인데, 그렇게 되지 않으려고 오기를 부리니까 몸이 이상하게 되는 것이다. 어떤 환경이 되더라도 적응력을 증가시키려면 몸과 마음의 단련도 필요하고 규칙적인 생활, 목표를 향한 의욕도 있어야 한다. 또 한 가지 물질적으로 적응력을 증가시켜 주는 것이 있는데 그것이 바로 우리의 인삼(人蔘)이다.

# 모든 병은 스트레스에서

 성인병은 대부분 생활 패턴에 의해서 생기며 성격, 습관, 식생활 등이 주요한 원인들이다. 그러나 가장 근본적인 원인은 몸과 마음의 스트레스를 해소 못하고 축적시키는 데서 생긴다. 현대 사회는 스트레스의 요소가 충만되어 있기 때문에 그와 같은 각박한 환경 가운데서도 스트레스를 극복할 수 있어야만 건강을 유지할 수 있다.
 원래 스트레스라는 말은 의학적 용어임에도 이미 일상적인 용어로 보급되어 있다. 캐나다의 몬트리올 대학 교수였던 Selye 박사가 제창한 용어인데, 엄격히 정의를 내리자면 '체외(體外)로부터 가해진 각종의 유해인자(有害因子)에 대하여 체내에 생긴 상해(傷害)와 방위반응(防衛反應)을 모두 합한 것이 스트레스이다.'라고 할 수 있다.
 인체는 언제나 자기에게 알맞는 상태를 유지하려는 항상성(恒常性)을 지니고 있다. 그러나 환경은 언제나 그와 같은 항상성을 깨뜨리려고 하는 방향으로 작용을 한다. 환경 변화에 대해서 적응이 되지 못하면 일시적으로 항상성이 깨진 상태가 되는데 그것이 바로 스트레스이다. 그러나 몸과 마음의 저항력이 작용하여 환경 변화에 적응이 되면 스트레스가 해소(解消)된다. 그렇지 않을 경우 스트레스가 해소되지 못하고 계속되면서 정도가 심해지면 드디어 병이 된다. 그러나 스트레스가 모두 나쁜 것은 아니고 스트레스를 극복하면 도리어 적응력이 생겨서 심신이 더욱 건강해질 수 있다.

우리나라 사람들은 전에는 그렇지 않았는데 요즘은 왜 그런지 성미와 행동이 조급하고 각박하게 되어감에 따라 스트레스에 약한 상태로 되어가고 있다. 그러므로 성인병이 증가되어 가고 있다고 할 수 있다.

### ●스트레스가 건강에 미치는 영향

스트레스가 계속되면 건강 전체에 영향을 미친다. 간단히 스트레스의 영향을 열거하여 보면 다음과 같다.

① 소화기 계통—위염, 위궤양·십이지장궤양, 궤양성대장염, 과민성대장증후군, 변비증, 설사 등
② 뇌—불안신경증, 억울증, 정신분열증, 편두통, 근육긴장성두통, 자율신경실조증, 현기증, 히스테리, 노이로제 등
③ 생식기—여성의 월경 불순, 불감증, 남성의 임포, 조루증 등
④ 심장—협심증, 부정맥 등
⑤ 폐—기관지천식, 딸꾹질, 과호흡징후군(過呼吸徵候群) 등

⑥ 모발－대머리(원형탈모증), 백발 등
⑦ 피부－습진, 건선, 피부소양증, 신경성피부염, 두드러기, 여드름 등
⑧ 근육－경련, 만성관절류마티스, 요통, 배통(背痛), 수전증 등
⑨ 방광－여성에게 특히 많으며 방광이 예민하게 되어 소변 배출에 지장이 생긴다.
⑩ 구강－아프타성궤양, 편평성태선(扁平性苔癬) 등 병이 생긴다.
⑪ 혈관순환기계통－고혈압과 뇌졸증
⑫ 당뇨병
⑬ 신장병
⑭ 간장병
⑮ 암

이밖에도 말더듬, 적면공포증(赤面恐怖症), 비만증, 수척증(지나치게 체중이 적은 증상) 등도 직접, 간접 스트레스와 관계가 있으며, 감기에 잘 걸리는 것도 스트레스로 저항력이 약해졌기 때문이다.

이렇게 보면 스트레스가 '만병의 근원'이라고도 할 수 있다.

### ●인간 타입과 스트레스

직장에서의 샐러리맨을 4종류로 성격이나 행동을 나눌 수 있다.

① 과신 타입－회사의 중견간부, 엘리트 사원, 사업가

등에 많으며 자신만만한 타입이다. 활동적, 행동적인 반면에 지나치게 과로나 무리를 하며, 책임이 많아지면 위궤양, 십이지장궤양 등 소화성궤양에 걸리기 쉽다. 이런 사람들은 자각증상이 없더라도 정기적으로 건강체크를 꼭 하도록 해야 하며 무언가 취미생활을 갖고 있어서 기분전환을 할 수 있는 즐거움이 있어야 한다.

② 불신 타입 – 겉으로는 얌전하고 진지하지만 자기중심적이며 인간을 불신하는 타입이다. 언제나 몸에 이상을 느껴서 건강에 관심이 많고, 병원이나 약국을 자주 이용한다. 이러한 유형의 사람은 신뢰할 수 있는 주치의나 가정의를 정하여 놓고 모든 것을 그 사람에게 맡기도록 하고 스스로는 건강에 관심을 갖지 않는 것이 좋다.

③ 내면 불안 타입 – 협조적이며 얌전한 보통 인간형인데 인간관계에 예민하며, 조그만 일에도 근심이 많기 때문에 두통이 생기기 쉬우며, 자율신경실조증도 생긴다. 온순하여 자기 주장을 내세우지 않는 성격이며 속으로 앓는 타입이기 때문에 좀더 적극성을 가지고 스스로의 소신을 확립하는 것이 필요하다.

④ 맹렬 타입 – 노력하며 자존심이 강한 완전주의자이므로 지나치게 일에 열중하기 쉽다. 책임감이 강하며 일에 의욕적인 것은 좋은데 협심증, 편두통 등이 생기기 쉽다.

무리를 하기 때문에 심신의 균형이 깨져서 몸에 이상이 생겨도 정신력과 의지로 극복해 나가려고 하는데, 정신력의 안정이 깨지면 신체에도 걷잡을 수 없는 이상이 생긴다.

취미생활로 몸과 마음의 긴장을 풀어 편안히 쉴 수 있는 여유가 필요하다.

이와 같은 4종류의 타입 중에 자기는 어디에 속하는가를 테스트 하는 방법이 있다.

다음의 판정표를 읽고 답을 써서 어느 타입에 속하는가를 알아 보도록 하자. ○안에 숫자는 앞서 나온 4종류 타입의 번호이다.

1. 집에 친구를 불러서 식사를 하거나 파티에 나가는 것이 즐겁다.①
2. 모든 일에 자신이 없고 소극적이다.②
3. 화려한 것을 즐기며 몸치장도 유행을 따른다.③
4. 끈기가 있으며 한 가지 일에 열중한다.④
5. 친구들과 술마시며 떠드는 것이 즐겁다.①
6. 몸의 조그만 이상에도 신경이 쓰인다.②
7. 남이 듣기 좋은 말로 추켜주면 기분이 좋다.③
8. 깨끗한 것이 좋으며 모든 것을 말끔히 정리 정돈하는 습관이 있다.④
9. 몸에 대해서 관심을 그다지 갖지 않는다.①
10. 한 가지 마음에 걸리는 일이 생기면 계속 생각하게 된다.②
11. 남의 상담을 잘 받아주며, 충고도 잘 해준다.③

12. 참을성이 강하며 약한 소리를 하지 않는다.④
13. 지나간 실패를 생각하지 않는다.①
14. 자기세계에 들어앉아 남을 상대도 하지 않는다.②
15. 몸의 어딘가에 이상이 생겨도 남에게 말하지 않고 혼자서 고민한다.③
16. 말하는 것이 서툴러서 남과의 대화를 즐기지 않는다.④
17. 부서가 바뀌거나 집을 이사해도 곧 새로운 환경에 적응이 된다.①
18. 모여서 떠드는 것보다 혼자서 독서나 음악을 듣는 것을 즐긴다.②
19. 몸에 불편한 곳이 있으면 곧 약을 사서 복용한다.③
20. 자기의 결점을 인식하면 곧 고치려고 노력한다.④
21. 건강하기 때문에 지금까지 별로 의사의 치료를 받은 적이 없다.①
22. 사람이 말하는 것을 곧 믿지 않고 경계심을 갖는다.②
23. 다른 사람이 자기에 대해서 말하는 것이 마음에 걸린다.③
24. 다소 몸이 불편하더라도 일에 열중하여 잊어버린다.④
25. 건강진단은 귀찮아서 안하는 경우가 많다.①
26. 남의 눈치보느라고 하고 싶은 말도 잘 하지 못하는 경우가 있다.②
27. 남을 원망하거나 질투심이 생기는 수가 많다.③

28. 맹렬하게 일에 열중한다.④

〔판정〕 어느 숫자가 가장 많은가에 따라서 4종류의 타입 중에 자기가 어디에 속하는가를 판정할 수 있다. 4가지 타입이 모두 장점, 단점이 있기 때문에 단점은 노력하여 고쳐나가도록 하는 것이 필요하다.

● 스트레스 해소 방법

스트레스가 결국은 모든 병의 원인이 된다고 할 수 있다. 그렇다면 스트레스가 생겼을 때 어떻게 그것을 해소시키는 가가 건강법의 핵심이 된다고 해도 과언이 아니다. 스트레스가 생겼을 때에 극복하는 방법을 살펴보자.

① 현재 눈앞에 생긴 일에만 정신을 집중시킨다. 과거를 생각하고 미래를 걱정하여 고민하면 안 된다.
② 한 번에 한 가지 일만을 생각한다.
③ 고민거리가 생겼을 때는 가족, 가까운 친척이나 친지들에게 알려서 상담을 한다.
④ 결심한 일은 곧 행동하도록 한다.
⑤ 고독한 상태에서 고민하지 말고 스포츠 등에 참여한다.
⑥ 자기의 고민을 남의 탓으로 돌려 원망하지 않는다.
⑦ 매일 규칙적으로 일과를 실천한다.
⑧ 저녁 8시 이후에는 고민거리를 생각하지 말고, 더군다나 고민거리를 잠자리에 까지 끌고 가서는 안 된다.
⑨ 자기가 현재 스트레스 상태인 것을 스스로 인정할 것 등을 우선 들 수 있다.

### ●스트레스 치료법

요즘 여성들보다도 남성들이 스트레스를 해소하기가 힘든 세상으로 되어 가고 있다.

고도산업사회가 되어감에 따라 스트레스 요인이 점차 증가되어 가는 반면에 스트레스를 풀 수 있는 방법이 점점 줄어가고 있다. 그래서 우리나라의 평균 수명은 남성이 여성보다 엄청나게 짧으며, 가장 사망률이 많은 연령층이 40대 남성들이라는 것도 결코 우연한 일이 아니다.

스트레스를 이겨내려면 ①몸과 마음의 단련 ②옳지 못한 습관, 예컨대 술, 담배, 섹스 등의 올바른 관리 ③올바른 대인관계 ④옳지 못한 성격의 교정 ⑤올바른 자연건강식의 실천 등이 필요하다. 그러나 가장 중요한 것은 '심자일신지주(心者一身之主)'라는 옛말이 있듯이 몸 전체의 주인은 마음이기 때문에 마음이 올바르면 몸 전체의 건강이 확보되는 것은 틀림없는 사실이다. 그런데 마음의 건강은 제쳐놓고 육체적인 건강법만에 관심을 지나는 것은 잘못이다.

# 스트레스 예방법

 현대 사회의 특징은 변화에 있다. 정신을 차릴 수 없을 정도로 모든 것이 변하며 일정한 것이 없다. 옛날에는 산천(山川)은 변하지 않는다고 하였는데 요즘은 산과 강이 변해서 옛 모습을 찾아볼 수가 없다. 어렸을 때에 자기가 살던 고향을 가보면 전혀 알아볼 수 없게 되어 찾아간 자기가 이방인(異邦人)이 된 것 같은 쓸쓸함을 느끼게 된다.
 인간 사회나 인심도 달라져서 모든 것이 생소하게 느껴진다. 자라나는 아이들을 보아도 옛날과는 달라서 품에 안기는 맛이 전혀 없고 도리어 어른을 우습게 본다. 사람들을 보면 모두 자기 일이 바빠서 그런 것이겠지만 다른 사람에 대해서 무관심하며 가까운 친척 사이에도 옛날 같은 왕래가 없다. 그러면서도 거리에 나가보면 웬 사람이 그렇게 많은지 문자 그대로 인산인해(人山人海)여서 현기증이 날 정도이다. 그 가운데 자기만이 외톨이로 고독한 것처럼 느껴지는데 그런 것을 군중 속의 고독이라고 하던가. 이와 같이 불안, 긴장, 불만, 노여움 등이 생기는 것이 정신적, 심리적인 스트레스이다.

현대인은 정도의 차는 있을 망정 모두 정신적인 스트레스에 쌓여 있다. 정치, 경제, 사회, 모든 것이 불안정하며 내일을 예측할 수 없는 것처럼 느껴진다.

정신적, 심리적인 스트레스는 자율신경에 영향을 주어 위장장애가 생긴다. 먹는 것이 잘 내려가질 않고 위통이 생기며 기분이 언짢아진다. 스트레스가 만성이 되면 사람에 따라서는 피로하기 쉬워지고, 눈이 침침해지며, 머리가 언제나 무겁고 목덜미와 어깨가 결리는 등의 증상이 나타난다. 때로는 현기증도 생긴다.

사람에 따라서는 스트레스 때문에 혈압도 올라가고, 가슴이 두근거리고 숨이 가빠지기도 한다. 뱃속도 편찮아 변비증이 생기기도 하고 까닭없이 뒤가 묽어지기도 한다. 손발이 저리고, 떨리고, 땀이 많이 나는 수도 있다. 또 스트레스에는 불면증이 따라다니며 잠자리에 들어도 좀처럼 잠들지 못하며 술이라도 마시면 잠이 잘 올까 하여 마시기 시작한 것이 어느새 주량이 늘게 되는 사람도 있다. 목이 잠겨서 목소리가 약해지며 기억력이 나빠지는 경우도 있다.

스트레스쯤이라고 대수롭지 않게 생각하여 내버려두면 점점 만성이 되어 신체의 여기저기에 자율신경실조증이 생긴다. 스태미나도 약해져서 남성이면 임포〔음위증〕, 조루증 등이 생기고 여성은 월경불순, 불감증 등이 생긴다.

정도의 차는 있을 망정 이런 식의 스트레스는 현대인이면 누구나 모두 갖고 있다. 그러나 특히 스트레스에 약한 사람이 있다. 그런 사람은 스트레스 때문에 진짜 성인병으로 진행되기도 한다.

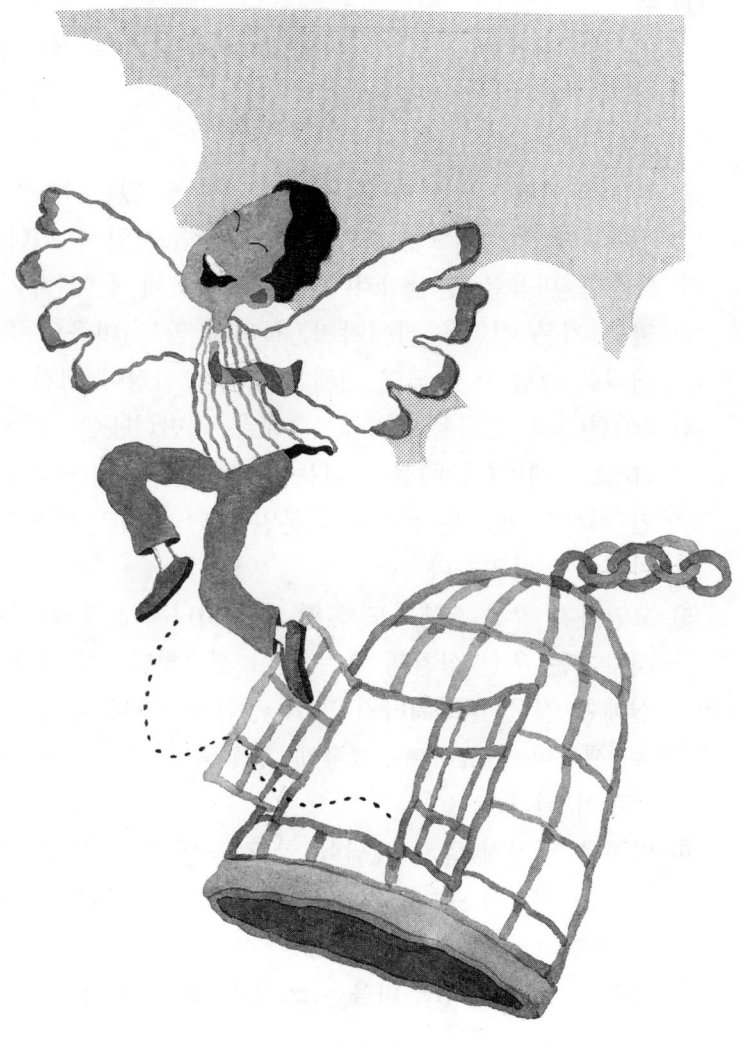

어떤 병에 어떤 증상이 일어나는가

스트레스를 예방하기 위해서는 다음의 사항을 실천하도록 하는 것이 좋다.

① 취미를 가질 것 – 일밖에는 모른다는 인생에 스트레스가 생기기 쉬우므로 일 이외에 머리와 기분 전환을 할 수 있으며 스스로 즐길 수 있는 취미를 찾아내는 것이 필요하다.
② 친구를 넓게 사귀도록 할 것 – 상담할 수 있는 친구나 선배들이 많이 있으면 스트레스의 타격을 줄일 수 있다.
③ 울적한 마음은 발산시켜야 한다 – 마음에 묻어 두지 말고 기분 전환을 하여야지, 풀리지 않는 마음의 응어리를 그냥 두게 되면 신체의 리듬에 이상이 생긴다.
④ 3쾌(快)의 생활을 할 것 – 3쾌란 쾌면(快眠), 쾌식(快食), 쾌변(快便)을 말하는데 충분한 수면, 규칙적인 식사와 용변은 건강의 근본일 뿐만 아니라 마음의 안정에도 유익하다.
⑤ 고민하지 말고 실행하도록 할 것 – 지나치게 생각하는 것보다는 우선 실천해 보는 것이 필요하다. 미리부터 실패할 것을 두려워하지 말고 경험삼아라도 해 본다는 생각이 필요하며, 그렇게 실행하여 보는 동안에 단련이 된다.
⑥ 미련을 남기지 말고 체념을 할 것 – 어쩔 수 없는 경우에는 깨끗이 두 손을 들고 체념하는 결단력도 있어야 한다.
⑦ 머리를 쓰도록 하고 마음은 쓰지 말도록 할 것 – 일반

적으로 우리의 생활은 이지적으로 해결하는 것보다 속을 썩이는 일이 많다.
⑧ 한 번에는 한 가지 문제만을 생각할 것 – 한꺼번에 여러 가지 일을 해치우려면 머리가 혼란되어 한 가지도 성사를 시키지 못하고 스트레스에 지쳐 버린다.
⑨ 고민거리가 있을 때에는 가까운 친척이나 친구에게 터놓고 상담할 것 – 그런 사람들의 의견이나 충고를 귀담아 듣는 것이 도움이 된다.

옛말에 '처변불경(處變不驚;변화를 당해도 당황하지 않는다)'이라는 것이 있는데, 그러기 위해서 마음이 튼튼해야 한다.

다음 물음에 답하여 마음의 건강도(健康度)를 스스로 평가하여 보도록 하자.

① 불면증이 있는가?(예, 아니오)
② 언제나 피곤하며 정력이 약하다.(예, 아니오)
③ 일에 재미가 없어 전력을 다하지 않고 있다.(예, 아니오)
④ 일 외에는 마음 붙일 것이 없다.(예, 아니오)
⑤ 사람과 말하는 것이 귀찮다.(예, 아니오)
⑥ 무언가 하고 싶기는 하지만 정신집중이 되지 않는다.(예, 아니오)
⑦ 사람 교제가 서툴다.(예, 아니오)
⑧ 조그만 일이라도 뜻대로 되지 않으면 마음이 편치 않다.(예, 아니오)

⑨ 아무와도〔가족에게도〕 터놓고 친해지지 못한다.(예, 아니오)

⑩ 인생은 고투(苦鬪)의 연속이다.(예, 아니오)

⑪ 옷차림에 관심이 없다.(예, 아니오)

⑫ 두통이 잘 난다.(예, 아니오)

⑬ 앞날을 생각하면 아주 우울해 진다.(예, 아니오)

**판정**:'예'가 2개 이하이면 마음의 건강에 문제가 없지만 그 이상일 때는 왜 그런가를 반성하여 보아야 할 것이다.

# 자율신경실조증(自律神經失調症)

 직접 죽음에 이르는 병이 아니면서도 무척 사람을 괴롭히는 현대병(現代病)이 있다. 자율신경실조증(自律神經失調症)이 바로 그것이다. 병이면서도 병 같지 않기 때문에 가족들의 동정도 받지 못한다.
 오늘날처럼 스트레스가 충만한 시대에 과로, 마음 걱정, 수면 부족 등이 겹치면서 기운을 차려야겠다고 생각하면서도 몸이 말을 듣지 않아 여기 저기가 아프다.
 자율신경이라는 것은 생명을 유지하는 중요한 기관의 활동을 자율적으로 조정하는 신경을 말한다. 호흡, 혈액순환, 소화, 흡수, 신진대사, 체온조절, 내분비, 생식 등의 기능을 식물성 기능(植物性機能)이라고 하는데, 그와 같은 기능을 촉진 또는 억제하는 신경이 자율신경이다.
 자율신경을 조절하는 중추〔총사령부〕는 대뇌(大腦)의 시상하부(視床下部)라는 곳에 있다. 이 부분에서 체온, 수분, 당, 지방 등의 대사를 자동조절하며 과로, 마음걱정 등으로 몸의 컨디션이 나빠지면 사상하부의 기능에 혼란이 생겨서 자율신경도 따라서 균형을 잃게 된다. 그것이 바로 자율신경실조증인데 이는 여러 가지 신체상의 고통으로 나타난다. 그 증상을 대충 열거하여 보면 다음과 같다.

① 언제나 머리가 아프며 목이나 어깨가 무겁고 결린다. 때로는 현기증과 메스꺼움이 생기는 수도 있다.
② 수면상태가 나쁘며 잠이 들어도 깊은 잠을 못 자며 꿈자리가 어지러워서 자고 나도 잔 것 같지 않다.
③ 식욕이 없으며 먹어도 맛이 없으나 할 수 없이 억지로 먹는다.
④ 신경질이 나고 곧 흥분되어 짜증을 낸다.
⑤ 정신적으로 피로하기 쉬우며, 끈기가 없으며 책을 읽어도 머리에 들어오지 않는다. 일을 하기는 해야 할 텐데 생각만 하여도 골치부터 아파진다.
⑥ 가슴이 울렁거리며, 숨이 차며, 어지러움 정도의 대수롭지 않은 일에도 땀이 나며, 더욱이 손에 땀이 난다. 가슴이 답답하며 혈압을 재보면 높았다 낮아졌다 일정치 않다. 뱃속도 편치 않아 설사, 변비가 번갈아 생기며 여성이면 월경 불순, 생리통 등이 심하다.

이와 같이 기운이 나지 않으며, 몸의 컨디션이 신통치 않으며, 주의력 집중이 잘 되지 않는데, 이러한 증상이 일정치 않고 이랬다 저랬다 변덕을 부리는 것이 자율신경실조증의 특징이다. 증상이 일정하지 않다고 하여 부정수소증(不定愁訴症)이라고도 한다.

하여튼 자율신경은 문자 그대로 우리의 마음으로 좌우할 수 없으며 자동적으로 작동하는 신경이기 때문에 문제가 된다. 자율신경계통은 두 가지로 되어 있는데, 교감신경(交感神經)과 부교감신경(副交感神經)이 그것이다. 서로 작용은 정반대인데 서로 균형을 유지하고 있어야 신체기능이 정상적이 되며 어느 한쪽으로 기울어지면 신체기능에 이상이 생긴다.

예를 들자면 교감신경은 심장의 박동을 강하게 하며 맥박을 빠르게 하는 작용을 하고 부교감 신경은 반대로 박동을 약하게 하고 맥박수를 감소시키는 작용을 한다. 또는 위(胃)에 대해서도 교감신경은 위액이 나오지 않게 하고 부교감신경은 위액 분비를 왕성하게 하여 준다. 따라서 까닭 없이 가슴이 울렁거리거나 갑자기 속이 쓰리고 신트림이 나고 하는 것이 모두 자율신경의 균형이 흐트러지면 생기는 것이다.

자율신경실조증은 몸과 마음의 피로, 갈등, 수면 부족 등으로 생기기 때문에 무엇보다도 몸과 마음의 수양과 휴식, 기분 전환 등이 필요하다. 증상은 고통스러운데도 내장에는 이렇다 할 고장은 생기지 않는 것이 특징이다. 자율신경실조증은 신경의 균형이 깨어져서 생기는 증상이라는 뜻이 되겠다. 이런 것을 보더라도 우리의 신체기능뿐만 아니라 세상만사 모두 균형과 조화가 중요하다는 것을 알 수 있다.

요즘 세상의 모든 분야가 제각기 소란스러워서 균형이 잡히지 않으니까 사람도 따라서 마음의 평형이 깨져서 스트레스로 가득차고 있다. 스트레스의 자극이 대뇌피질(大腦皮質)→간뇌(間腦)→시상하부(視床下部)→자율신경(自律神經)의 경로를 밟아서 결국은 자율신경계통의 균형을 깨트리는 결과가 된다. 그렇게 되면 자율신경의 지배를 받는 모든 내장의 기능이 뒤죽박죽이 된다. 일단 자율신경의 균형이 깨어지면 내장의 모든 기관의 활동이 불안정하게 되고, 그와 같은 상태가 마음을 초조하게 만들고, 그와 같은 마음의 상태가 뇌를 피로하게 함으로써 자율신경의 불균형이 더욱 심해지는 악순환을 되풀이하게 되는 것이다.

세상도 복잡하고 인간관계도 복잡한 것을 원만하게 뚫고 나가야 할텐데, 그와 같은 처세가 잘 되지 못하면 고민이 생기고 스트레스가 해소되기는 커녕 축적되어 쌓이게 마련이니 자율신경실조증이 중년 이후의 갱년기에나 생기는 줄 알았는데, 요즘은 이삼십대의 젊은 층으로 연령 저하 현상이 일어나고 있다.

자율신경실조증에 의해서 생기는 증상을 일시적으로 해소시키는 약, 예를 들자면 두통에는 진통제, 위가 아픈 데는 위장약……이런 식으로 대증요법(對症療法)을 하다보면 잠시 동안 고통이 없어지는 맛을 잊지 못하고 습관성이 되어 드디어는 약물중독이 되고 기능적인 병이던 것이 기질적인 병으로 되어버릴 수도 있다.

여기 저기 고통스럽기는 한데 아무도 진심으로 염려하여 주지 않는다고 섭섭하게 느낀 나머지 사이비한 정신요법 같은 데에 빠져서 헤어나지 못하고 가산을 탕진하고 가정마저 파괴되는 수도 있다. 또 병에 대한 공포증이 심해지면 조금이라도 일어나서 움직이면 심장이 멎어 버린다고 겁을 내어 한평생 자리에서 일어나지 못하는 사람도 있다. 그러나 스스로 기분이 좋을 때에는 멀쩡하게 일어나기도 하는 등 변덕을 부린다.

　너무 몸과 생사에 집착하지 말고 생사재천(生死在天)이라고 크게 깨닫는 것이 필요하다. 뚜렷한 인생관과 확고한 생활목표를 세워서 일에 몰두하면 스트레스도 없어지고 따라서 자율신경실조증도 없어진다. 선정(禪定)으로 심두(心頭)를 멸각(滅却)하여 뜨거운 불도 시원하게 느껴지는 경지가 필요한데 말은 쉬워도 힘든 일이다. 하다 못해 스포츠에 몰두하는 것도 하나의 방법이다.

　혹시 약물요법으로 자율신경실조증에 효과가 있는 것이 있을까 라고 묻는 이가 있다면 서슴지 말고 인삼을 달여서 복용하시라고 권해 드리고 싶다. 인삼이 시상하부와 부신(副腎)에 작용하여 스트레스를 해소시키는 작용이 있기 때문이다. 미국의 의학자가 인삼을 장기간 복용한 사람들의 공통된 약효 증언이 "Feeling of well-being"이었다고 보고하고 있는데, 그것이 바로 병에 대한 관심과 의구심이 없어졌다는 것이 되겠다.

# 감기는 병이 아니고 위험신호

'감기란 무엇인가'라고 묻는다면 무엇이라고 대답할 것인가. 국어사전을 보면 "몸이 오슬오슬 추워지며 열이 나고, 기침 또는 콧물이 나는 호흡기 계통의 염증성(炎症性) 질환을 통털어 이르는 말. 고뿔 또는 감모(減冒)라고도 한다."라고 나와 있다.

어떤 통계에 의하면 사람의 병 중에서 3분지 2가 감기라고 한다. 한 사람이 한 해 동안에 평균 5~6회, 모르는 사이에 걸렸다가 저절로 낫는 것까지 합하면 10회는 넘을 것이라고 하기도 한다. 그처럼 우리와 관계가 깊은 병인데도 감기가 무엇이냐에 대해서는 설명하기가 힘든 병이라고 되어 있다. 반면 전문가의 진찰을 받지 않고도 자기 스스로 감기에 걸렸다는 말을 일상용어로 사용하고 있다.

감기는 과연 호흡기의 병이냐에 대해서도 의견이 구구하다. 기침이나 콧물은 나지 않으면서도 머리와 팔다리가 아픈 경우도 있다. 감기를 호흡기의 병이라고 하는 것은 코, 목구멍, 기관지 등 호흡기에 주로 증상이 생기기 때문인데 그렇다고 호흡기만의 병은 아니다. 감기는 몸 전체의 병이며 병균에 감염되어서 생기는 병인 것만은 틀림없다.

　감기가 되게 하는 균은 종류가 많아서 일정치 않으며 감기 중에서 악질인 유행성 감기는 특별한 바이러스가 원인이 되는데 유행성 감기의 바이러스만도 2백여 종이나 된다고 한다. 건강한 사람이라도 입, 코, 목구멍 등의 점막에는 언제나 감기를 일으킬 수 있는 균들이 상주하고 있다고 한다. 그런데도 감기가 되지 않는 것을 보면 균이 있다고 반드시 감기에는 걸리는 것은 아니라는 것을 알 수 있다.

　모든 감염병이 다 그렇지만 감염병이 생기는 이유는 우리의 체력이 균에 대한 저항력이 약해졌기 때문이다. 병이 생기는 원인을 병인(病因)이라고 하고, 그것을 몸 속에 받아들여서 병이 되게 하는 성인(成因)이라는 것이 있다. 병인과 성인의 두 가지가 맞장구를 쳐야만 병이 되는 것이지 병균만으로는 병이 생기지 않는다고 할 수 있다. 그렇다면 감기의 원인이 무엇이냐에 대해서 병균을 지적하는 것보다도 몸의 저항력이 약해져서 허점이 생기기 때문이라고 하는 게 더 정확할는지 모르겠다.

　그렇다면 감기에 걸리기 쉬운 사람은 스스로 자기의 생활을 반성해 볼 필요가 있다. 술·담배 등의 과용, 수면부족, 과로, 정신적인 긴장결핍과 나태한 생활, 불규칙한 식사 등을 점검해 봐야 한다. 평상시에 몸과 마음의 저항력을 단련시켜서 튼튼하면 모두 감기에 걸리지 않을 수 있다. 악질인 유행성 감기(독감 또는 인플루엔자)의 경우는 사정이 좀 달라서 감기에 걸린 사람과 접촉을 피하는 것이 필요하다. 요즘 남녀간의 애정 표현이 자유스러워져서 타액공유

(唾液共有)시대가 되었다고 형용하는 사람도 있다. 그러므로 감기가 퍼지기 쉽다는 뜻이 되겠다. 어른들이 귀엽다고 어린이들에게 뽀뽀하는, 더군다나 남의 집 어린이에게 그러는 것은 좋지 못한 습관이라고 할 수 있겠다.

• **감기와 독감**

독감을 제외하고는 감기는 대수롭지 않은 병이라고 생각되지만 너무 우습게 보다가는 모든 병의 근원이 될 수도 있다는 것을 알아야 한다.

감기가 지나치면 기관지염, 폐렴, 편도염, 중이염 등이 생기며, 특히 중이염은 소리를 못 듣게 되는 난청(難聽)의 원인도 된다. 또 감기로부터 급성신염이 되었다가 만성신염이 되고 그것이 중년 이후의 고혈압증과 이어지기도 하기 때문에 감기라고 우습게 보아서는 안 된다. '감기는 병이 아니라 병의 위험신호'로 생각하는 것이 좋겠다. 또 한 가지 중요한 것은 감기는 딱 악질병이 시작될 때의 증상과 비슷하기 때문에 그런 병이 생기는데도 감기라고 얕잡아 보다가 잘못되는 수가 있다. 그런 병으로는 결핵, 늑막염, 유행성 소아마비 등이 있다. 감기 기운이 있으면 무엇보다도 먼저 쉬면서 몸을 따뜻하게 하는 것이 필요하다.

감기인 줄 알았더라도 다음과 같은 경우에는 진찰을 받아보아야 한다.

① 열이 계속되면서 좀처럼 낫지 않는다.
② 기침이 오래 계속되며 심하다.

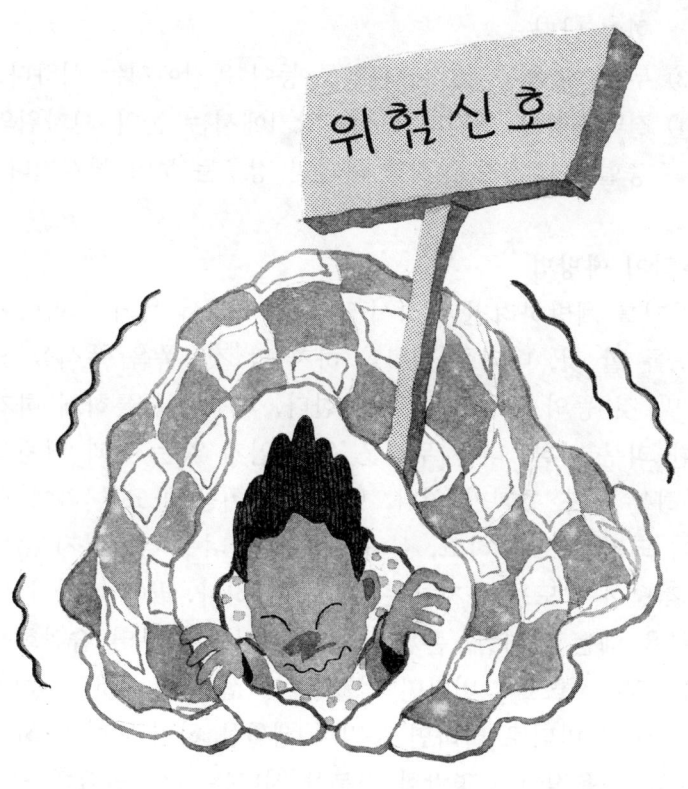

③ 호흡이 곤란할 때
④ 귀가 아플 때
⑤ 얼굴이 붓거나 목의 임파선이 부었을 때

보통 감기와 유행성 독감의 차이는 다음과 같다.

① 독감은 발열이 심하며 갑자기 체온이 40도까지 되는 경우가 있다. 보통 감기는 열이 나지 않는 경우도 있다.
② 오한이 심하게 나는 것이 독감이다. 떨릴 정도로 오한이 난다.
③ 두통, 근육통, 요통, 관절통 등이 독감에서는 심하다.
④ 결막충혈이 생긴다. 보통 감기에서는 눈의 흰자위의 충혈이 생기지 않지만 독감인 경우는 눈이 빨개진다.

• 감기 예방법

감기를 예방하려면 평상시 건강을 지켜서 몸의 저항력이 있도록 할 것, 나태한 생활을 하지 말 것, 폭음 폭식을 하지 말 것 등의 원칙을 지켜야 한다. 피부를 튼튼하게 하기 위한 피부 마찰, 너무 두꺼운 옷을 입지 않는 것과 일광욕을 하는 것도 효과가 있다. 또 영양섭취를 골고루 하여 편식이 되지 않도록 하고, 실내의 공기가 너무 건조하지 않도록 적당한 습도를 유지하는 것도 중요하다. 밖에 나갔다 돌아왔을 때는 양치질, 손씻기 등을 어린이 때부터 습관화시키는 것이 좋으며 비타민 C를 많이 섭취하는 것도 좋다. 하여튼 한 마디로 말하면 무리한 생활을 하지 말아야 하며 언제나 의욕적이고 명랑한 기분을 지니는 것이 필요하다.

흔히 감기에는 약이 없기 때문에 약을 먹을 필요가 없다고 말하는 사람도 있다. 그것은 감기의 병균에 직접 작용하는 특효약이 없다는 뜻이지 감기에는 전혀 약이 필요 없다는 뜻은 아니다. 그러나 무턱대고 항생제를 남용한다거나 해열제, 진해제 등으로 대증요법을 하는 것을 감기 치료의 전부라고 생각하는 것도 잘못이다. 대증요법으로는 일찍 자리에 누워서 따뜻한 음료를 마시고 몸을 훈훈하게 하여 땀 기운을 통해 몸을 풀도록 해야 한다.
 증상에 따라서 잘 처방된 약을 복용하는 것도 필요하지만 지금 말한 것처럼 너무 독한 약으로 갑작스럽게 증상을 없애려고 하는 것은 잘못이다. 초기에는 약을 쓰지 않고 쉬면서 경과를 보는 것이 필요하다. 감기가 1주일 이상 계속되면 심상치 않게 생각하여 진찰을 받는 것이 좋다.

# 관절염

 뼈와 뼈가 연결되어 있으면서 움직이게 되어 있는 부분을 관절이라고 하면, 팔, 다리, 허리, 목, 손가락, 발가락 등에 모두 관절이 있다. 팔 다리가 아프거나 목을 돌리려고 할 때에 아프면 신경통이 생겼다고 생각한다. 물론 일시적인 신경통인 경우도 있겠지만 관절에 고장이 생겨서 아픈 경우도 있을 것이다. 그러므로 관절이 아픈 것을 죄다 신경통이라고 그냥 참거나 진통제나 먹을 것이 아니다. 통증이 오래 계속될 때에는 전문가의 진단을 받아서 무슨 병인지를 밝혀야 치료를 할 수 있다.
 우리가 흔히 팔 다리, 혹은 어깨나 허리가 아픈 경우에 신경통이냐 관절염이냐 고민할 때 대체로 다음과 같은 네 가지 경우가 있다.

① 아픈 부위의 뼈, 관절 또는 힘줄, 근육 등이 아프거나 이상이 있을 때
② 그 부위의 신경 자체에 이상이 있을 때
③ 그 부위의 피부 표면에 이상이 있을 때

④ 다른 부위에 이상이 있어서 아픔이 그 부위까지 전파되어 오는 경우, 그런 아픔을 방사통(放射痛)이라고 한다.

　첫번째 경우는 뼈에 골수염이 생겼다든가 힘줄이 삐어서 늘어났다든가, 근육통 등이 있을 때인데 그런 것들을 제외하고 실제로 관절에 병이 생겨서 아플 때에만 관절염이라고 하여야 한다. 관절에 고장이 있는 경우일지라도 뼈의 표면에 있는 연골(물렁뼈), 관절을 싸고 있는 주머니(관절낭), 또는 관절 주위의 힘줄중 어느 것에 고장이 생겼는가에 따라서 관절연골염, 활액낭(滑液囊)염 등으로 구분된다. 염증도 화농성 염증이냐, 비감염성 염증(류머티스 관절염 등)이냐를 구별할 수 있고 관절에 생긴 외상, 종양(암) 등에 의하여 관절통이 생길 수도 있다.
　두번째의 경우는 신경통이라고 할 수 있는 경우이지만 그것도 하나의 증상에 불과하기 때문에 그와 같은 증상이 왜 생겼느냐에 따라서 병명이 달라진다. 세번째 경우는 피부의 상처 때문에 아픈 경우라든가 피부의 감각신경 자체에 바이러스성 염증이 생겨서 아픈 경우도 있다. 네번째는 내장에 병이 있어서 그것 때문에 신체표면의 일정한 부분이 통증으로 나타나는 경우이다.
　어린이가 고관절염(엉덩이 관절의 염증)이 있을 때 무릎이 아프다고 하며, 허리 디스크일 때 좌골신경통으로 다리가 아프게 되는 것 등이 대표적인 예이다.
　관절염에는 류머티스성 관절염(아주 흔한 병으로 여성에게 많으며 여기 저기 관절이 저리고 아프며 심하면 관절이 붓고 나중에는 굳어서 구부러진다), 골 관절염(퇴행성 관절염이라고도 하며 늙으면 정도의 차는 있을 망정 누구나 관절이 쑤시게 된다), 결핵성 관절염(결핵균의 감염으로 척추, 고관절 등에 생긴다), 화농성 관절염(세균이 관절 속에 감염되어 생기며 전신에 고열과 통증이 생긴다)이 있다. 이와같이 관절염은 종류가 많으므로 정형외과 등 전문가의 진단을 받아 병명을 확실하게 하여 그에 해당되는 치료를 받아야지 진통제로 일시적인 대증요법만 하여서는 안 된다. 관절에 통증이 있다고 관절을 운동시키지 않으면 움직이지 않게 되고 변형이 되어 불구자가 될 수도 있다는 것을 명심해야 한다.

# 불면증(不眠症)

잠을 잘 자는 갓난아기가 건강하게 잘 큰다는 것은 누구나 다 경험하는 바이다. 어른들도 음식을 잘 먹는 것보다도 잠을 잘 자는 것이 건강에 더 영향을 준다.

잠은 피로를 풀어주고 생명력을 재충전시켜주는 생리라고 할 수 있다. 대체로 통계를 보면 나이에 따라서 수면시간이 짧아지는 것을 알 수 있지만 대체적으로 그렇다는 것이지 체질이나 습관에 따라서 일정치는 않다.

- 젖먹이 어린아이 : 1일 20시간
- 젖을 뗀 때부터 학령 이전까지의 어린아이 : 15시간 전후
- 아동기 : 10시간
- 사춘기 : 8~9시간
- 16세~50세 : 8시간
- 51세~60세 : 7시간
- 70세 이상 : 6시간
- 80세 이상 : 5시간

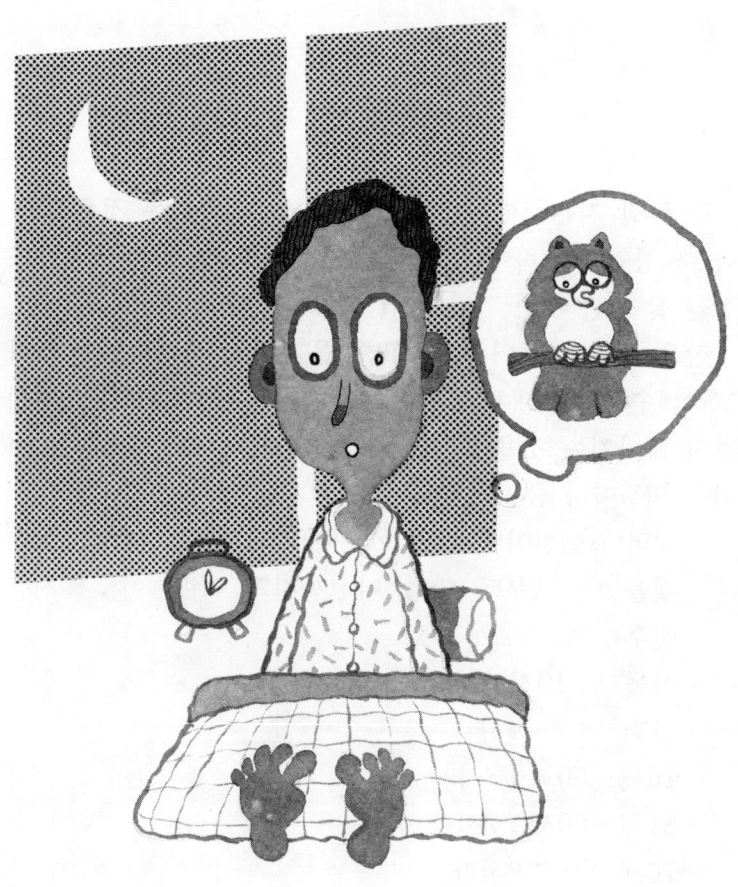

수험생들 사이에 '4당5락'이라는 말이 있다고 하는데 하루에 5시간을 자면 낙제, 4시간 정도이어야 합격이 된다는 뜻인 모양이다. 이런 것을 그대로 믿고 무리하다가는 건강을 해치고 도리어 공부의 능률도 떨어져서 실패한다.

요즈음은 수험생들의 시험뿐만 아니라 세상 살아가는 것에 신경을 써야 할 일이 얼마나 많고 복잡한지 잠을 이루지 못하고 설치는 경우가 많을 것으로 생각된다. 불면증은 신체에 다른 병이 있어서 그 고통 때문에 잠을 못 이루는 경우도 있지만 대체적으로는 신경쇠약과 스트레스 때문에 생긴다. 그러나 일반적으로는 불면증을 정신적 원인에 의한 것과 신체적 원인에 의한 것의 두 가지로 크게 나눌 수 있다. 정신적인 것으로는 불안, 공포, 불만, 실망, 번민, 비애, 분노, 환희 등이 너무 심할 때이고, 신체적 원인으로는 신체의 과로, 다른 병이 있어 생기는 것, 그밖에도 광선, 소음, 온도, 습도, 기압 등으로 인해 잠자리가 불편할 때 생긴다.

스위스 사상가 힐티(Carl Hilty, 1833~1909)가 그의 저서 『잠 못 이루는 밤을 위하여』에서 잠을 잘 이루는 가장 좋은 방법은 착한 행위, 확실하게 좋은 일의 계획, 참회, 개심, 화해, 장래의 생활을 위한 확고한 결심 등이다 …. 라고 하였다. 아닌 게 아니라 선의와 화해와 우정이 번뇌하는 마음에 평정과 평화의 기쁨과 아울러 안면(安眠)을 갖다주는 최상의 방법이다.

춘곤증(春困症)이라는 것이 있다. 봄이 되면 온 전신이 노곤하고 아무리 자도 잔 것 같지가 않고, 낮에도 졸음이 오는 것을 말한다. 추위가 물러가고 얼음이 풀리듯이 몸과 마음의 긴장이 풀리고, 짧아져가는 밤에 휴식시간이 줄어드는데 자연환경의 자극은 강렬하게 되어간다. 체내의 내분비선(內分泌腺)의 활동이 활발하게 되어 신진대사가 촉진되며 체력소모가 많아진다. 이에 따라서 뇌신경의 흥분도 높아져서 정신이 동요되기 때문에 불면증이 생기기 쉽다. 봄바람에 섹스 범죄와 정신병의 발병이 많아지는 것도 이와 같은 불안정한 계절 때문이다. 체내의 비타민 $B_2$의 소모가 많아져서 결핍이 생겨 피로가 생기는 것이다.

계란, 우유, 육류, 콩 등 고단백 식품, 봄나물 등으로 식사를 고르게 하면 춘곤증이 없어진다. 불면증에 신경진정제나 수면제의 복용은 전문가가 필요하다고 인정하는 경우 이외에는 생각하지 말고 스스로의 의지와 규칙적인 생활, 술·담배·커피 등의 절제를 통하여 극복하는 것이 가장 바람직하다.

# 돌연사와 과로사

전에는 돌연사(突然死)가 별로 없었다. 그런데 요즘은 엊그제까지도 같이 일하던 사람이 갑자기 세상을 떠나는 예가 늘어나고 있다. 더군다나 애처로운 것은 건강하게 보이던 갓난아이가 자다가 깨어나지 못하고 죽는 경우이다.

갓난아이의 돌연사증후군(突然死症候群)은 아직도 원인이 밝혀지지 않고 있다. 보통 생후 3~18주 사이에 생기며 고통도 없이 자다가 죽는 것인데 질식사인 경우도 있기는 하지만 그러한 경우는 드물고, 원인을 모르는 경우가 많다고 한다.

알려진 바에 의하면 인공 영양을 하는 아기에게 많이 생기며 또 겨울에 너무 옷을 두껍게 입히고, 이불을 덮었을 때 많이 생기는 것으로 보아 열이 발산되지 못하는 것이 원인 중의 하나인 것으로 추측된다.

그런데 더욱 문제인 것은 어른들의 돌연사가 많다는 사실이다. 밤샘을 하면서 과로하는 택시 기사 또는 사무계통 사람일지라도 중간 관리층의 과로하는 사람들에게 돌연사가 많다. 그래서 어른들의 돌연사는 과로사(過勞死)라고 하는 것이 더욱 적당하겠다. 고도 산업사회인 나라들에 잘 생기며 통계적으로 여러 가지 연구가 이루어지고 있다.

과로사는 과로가 원인이 되어 고혈압과 동맥경화증 등의 기초적인 질환이 악화되어 뇌출혈, 뇌경색, 허혈성(虛血性) 심장질환, 급성심부전증 등이 급작스럽게 발병되어 사망하는 것이라고 정의되고 있다. 과로사는 인체의 생리기능의 한계를 벗어나 녹초가 될 정도로 과로하였을 때 생긴다. 과로는 육체적인 것 외에도 정신적인 것도 있으며 주로 과로사는 40대에 잘 생기지만 20대에서도 생긴다는 것을 알아야 한다.

인체의 생리기능은 체내에 수분과 전해질의 이동, 조직대사, 내분비작용, 면역기능, 중추신경계의 활동 등에 있어서 리듬이 있게 마련인데, 밤낮없이 과로하여 정상적인 리듬이 깨어지면 강렬한 스트레스가 생긴다. 즐거워서 자발적으로 하는 육체 노동은 괜찮은데 조바심, 책임감, 경쟁의식 등의 심리적 압박 하에서의 과로가 위험하다.

또 과로를 하는 사람은 성격과도 관련이 있는데, 일을 할 때나, 쉴 때 경쟁심과 조바심이 강하여 일을 완수하려는 의욕이 강한 저돌맹진형에게 잘 생긴다고 한다.

과로사를 방지하기 위해서는 정기적인 건강진단, 규칙적인 작업, 균형 있는 영양섭취, 피곤이 심할 때는 잠깐씩이라도 휴식을 취하면서 복식호흡(腹式呼吸)을 하고, 매일 가벼운 체조 및 1주에 2~3회 운동이나 소풍, 취미 생활이 있어야 하며, 담배와 술을 과음하는 것은 금물이다.

과로사의 통계에 의하면 남성이 95명에 여성이 5명이어서 단연 남성에게 잘 생긴다. 외국의 산업체 직장에서는 종업원들의 과로사를 방지하기 위하여 돌연사 방지회, 상담소 등을 설치하여 운영하는 것을 볼 수 있다. 몸의 상태가 이상하게 느껴졌을 때 빨리 진찰을 받아 적당한 휴식과 치료를 받으면 미연에 방지할 수 있다.

만약 직장이나 가정에서 돌연 정신을 잃고 쓰러지는 경우가 생기면 가슴의 흉골(胸骨) 부위를 압박하는 심장 마사지법을 실시하면 기사회생시킬 수도 있다.

## 기형아 출산의 원인

여성에게 있어서 임신처럼 소중하고 엄숙한 것은 없다. 그런데 요즈음 임신을 대수롭지 않게 생각하는 경향이 만연됨으로써, 생명의 외경심과 존엄성이 하락하고 생명 경시 현상으로 범죄가 늘어나는 현실은 준엄하게 반성해 볼 필요가 있다.

원래 어느 여성이건 임신한 것을 느끼면 장차 태어날 새 생명에 대한 기대와 조심성이 생기게 마련이다. 혹시나 선천성 이상아(異常兒)라도 생기면 어쩌나 하는 두려움 때문에 몸과 마음가짐이 경건하게 되는 것이 보통이다.

선천이상(先天異常)이란 태어나면서부터 신체에 이상이 있는 것을 말한다. 태어나면서부터 따져보면 이상이 생기는 시기를 몇 가지로 나눌 수 있다. 정자와 난자가 결합되어 수정되는 순간에 시작된 이상 태아로 발육하기 시작한 후에 생기는 이상, 출산시에 가해지는 원인에 의해서 생기는 이상 등으로 나눌 수 있다. 또 선천이상 중에서 신체의 형태에 이상이 있는 것을 선천기형이라고 하며, 기형은 육안으로 볼 수 있는 신체 외부의 기형(外表기형이라고도 함)과 심장이나 신장 등 내장의 기형으로 나눌 수 있다.

선천기형이 생기는 시기도 여러 가지이며 유전병은 정자와 난자의 단계에서 이미 운명지워져 있는 것도 있고 태아기에 시작되는 태아병도 있다. 태아의 아주 초기를 태아기라고 하며 임신중 약물복용에 의해서 생기는 기형아는 이 태아기에 잘 생긴다.

선천기형 중에는 순전히 유전에 의하여 생기며 예방이 불가능한 것도 약 10퍼센트 정도 있으나 나머지 대부분은 외부로부터 모체에 가해진 영향에 의해서 생기는 것이다. 선천적으로 이상이 생기는 원인으로서는 유전자의 염색체(染色體) 이상으로 생기는 것을 비롯하여 여러 가지가 있다.

아시다시피 세포의 염색체는 46개로 되어 있는데 정자와 난자의 생식세포의 염색체는 감수분열에 의하여 그 절반인 23개로 되어 있다. 이와 같은 정자와 난자가 합쳐져서 수정이 되면 둘의 염색체가 합쳐져서 다시 46개가 되게 마련이다. 그런데 정자나 난자가 감수분열될 때에 잘못되어 염색체가 23개로 되지 못하고 24개와 22개로 나누어지는 경우가 있다. 염색체수가 하나 적은 22개인 것은 수정이 되지 못하는 것이 보통이지만 하나 더 많은 24개인 것은 23개인 것과 만나서 수정이 된다. 그렇게 되면 염색체가 47개인 수정란이 생기는데 선천성 이상은 그와 같이 염색체가 47개인 경우에 생긴다(극히 드물기는 하지만 염색체 수가 하나 적은 경우에도 이상이 생기기도 한다).

이와 같은 유전병이나 염색체 이상 말고 태아기에 외부 영향으로 생기는 이상도 있다. 외부 영향으로는 모체로부터의 영양 보충이나 산소공급이 불충분할 때, 방사선이나 화학물질의 자극, 바이러스나 원충(原虫, 매독 및 톡소풀라즈마 등이 이에 해당)의 감염 등이 문제가 된다. 임신 중에 담배를 피우면 혈액 속의 산소가 감소되어 태아 발육 및 뇌 발육에 영향을 미친다. 방사선의 영향도 뇌와 신경의 발달을 저해한다. 일상생활에서 가장 문제가 되는 것이 화학물질에 의한 선천 기형인데, 항생제, 수면제 등이 그 원인이다. 먹는 음식도 문제가 된다(음주도 포함). 바이러스 감염의 예로는 풍진(風疹)을 들 수 있으며 이때 선천성 맹아, 농아, 심장 기형 등이 생긴다.

# 여성의 갱년기 장애

 프랑스의 철학자 사르트르의 애인인지 아내인지, 아무튼 두 사람의 관계를 지켜온 보봐르라는 여류작가이자 철학자가 "여성은 태어나는 것이 아니라 만들어지는 것이다."라고 갈파한 적이 있다. 여자로 태어난 것이 무척 억울하였던 모양이다. 그러나 여자란 역시 태어날 때부터 생리구조가 남자와 다르게 태어나는 것은 어찌할 수 없다.
 여성은 난소가 있어서 매월 배란과 월경이라는 생리를 규칙적으로 되풀이하다가 나이가 많아져서 난소의 활동이 퇴화되면 월경이 멈춰지고 폐경이 된다. 폐경이 되기 전후의 기간을 갱년기라고 하는데 이 시기에 별의별 증상이 다 나타난다. 허리가 아프다, 손이 저리다, 무릎이 뜨겁다, 무릎이 시리다, 얼굴이 화끈 달아오른다, 어깨가 결린다, 배가 아프다, 어지럽다, 마음이 안절부절 초조하다, 잠을 깊이 자지 못한다 등 … 이런 증상들이 번갈아 나타나는데, 멀쩡한 때는 씻은 듯이 아무렇지도 않다. 병원에 가서 진찰을 받아 보아도 이렇다 할 병명을 잡아내지 못한다.
 이런 증상들은 부정수소증(不定愁訴症;일정치 않은 서글픈

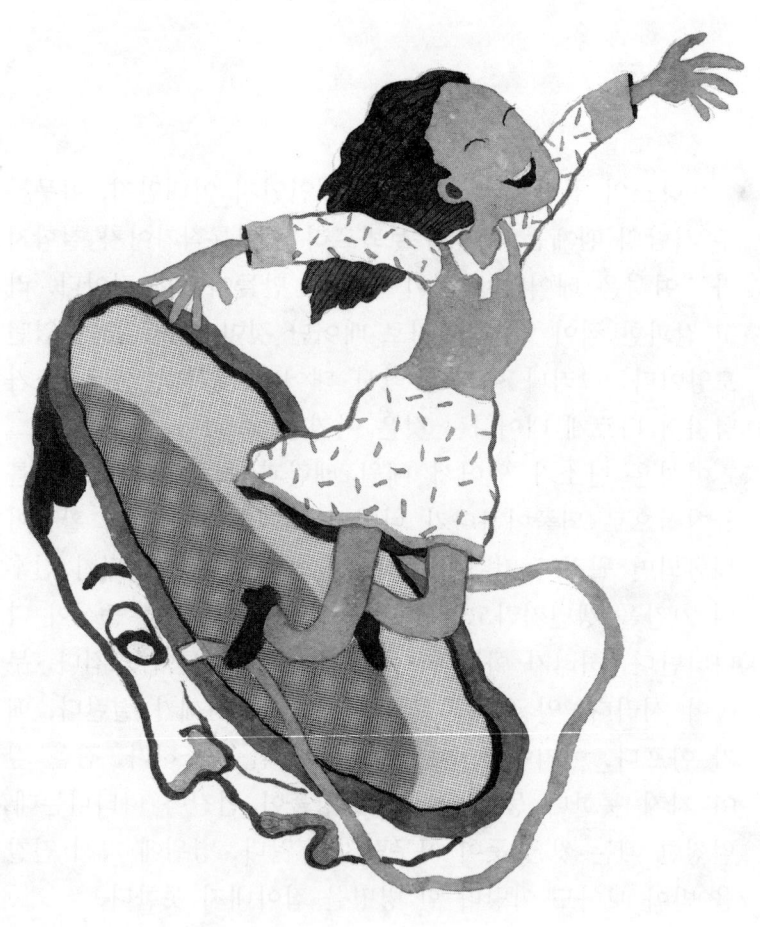

증상을 호소하는 증상이란 의미), 또는 자율신경실조증(自律神經失調症)이라고 한다. 이것이 바로 갱년기 장애인 것이다. 난소 호르몬의 분비 기능이 약해짐에 따라 몸 전체의 리듬이 깨져서 기능에 변조가 생기기 때문이다.

정도의 차이는 있을 망정 여성이 중년이 되면 누구나 이와 같은 갱년기 장애를 느끼게 마련이다. 그런 것을 자기만 그런 병이 생겼다고 지나치게 생각하는 것이 첫째로 나쁘고, 둘째는 뚜렷한 목표가 없는 타성적인 생활을 할 때에 증상이 심해진다. 그런 부인네도 매일 동창생들과 같이 소풍을 간다는 목표가 있으면 금방 씻은 듯이 증상이 없어지는 것은 누구나 다 경험하는 바이다. 그러니까 매일 매일 소풍가는 사람처럼 목표를 가지고 살아간다면 자율신경실조증이 생기지 않는다.

인생을 오늘 하루만이라고 생각하면 모든 것이 신기하기 마련인데, 50년 가까이 매일 보아 오고, 해오던 일이라고 생각하니 만사가 시들하게 느껴지는 것이다. 한평생을 언제나 오늘 하루만이라고 느끼면서 사는 인생을 일일일생(一日一生)이라고 한다.

갱년기 장애는 영양섭취와 관계가 많은데 영양섭취 과잉, 특히 동물성 단백질의 과다섭취, 설탕, 소금, 술 등을 지나치게 섭취하면 체중이 늘어나 모든 성인병의 원인이 되며, 따라서 갱년기 장애도 심해진다. 남성이나 여성 모두 식사에 대해서는 주의를 할 필요가 있다. 먹는 것이 모자라서 병이 생기는 것보다는 영양섭취 과다로 생기는 병이 많다.

운동 중에서는 뭐니뭐니 하여도 걸어다니는 것이 가장

좋다. 무리한 운동, 예컨대 조깅, 등산 등은 신체에 무리를 주므로 좋지 않다는 것이 요즘 인정되어 가고 있다. 일상생활 가운데서 자연스럽게 활동하는 것이 모두 운동이 된다는 것을 인식할 필요가 있다. 새로운 공부라든지 기술 배우기를 시작하는 것도 갱년기 장애를 방지하는 데 특효약이 된다.

부정수소증이 생긴다고 증상을 없애 주는 진통제 따위를 남용하면 결국 약물중독이 되어 신장과 간장의 기능이 나빠져서 혹 떼러 갔다가 도리어 혹을 붙이는 격이 된다는 것도 알아 둘 필요가 있다.

아무튼 남자건 여자건 갱년기 장애는 병이 아니기 때문에 어느 내장에 고장이 생기는 기질적 변화는 없고, 자율신경의 불균형으로 생기는 기능적 변화일 뿐이라는 것을 강조하고 싶다.

# 병은 순리대로 고쳐야 한다

우리나라에는 좋지 않은 것으로 세계 제일인 것이 두 가지가 있다. 하나는 교통사고에 의한 사망률이고 또 한 가지는 간장암에 의한 사망률이다.

교통 사고는 난폭 운전, 취중 운전 등 인위적인 잘못으로 생기는 것이기 때문에 정신을 차려야 할 것이지만 간암은 왜 그렇게 많은 것일까, 관심이 가지 않을 수 없다. 만약 그것이 한국 사람의 체질적인 것이랄까 유전적인 약점 때문에 생기는 것이라면 걱정이 되지 않을 수 없다.

### •간장암 발생의 원인

그러나 안심하시라. 그런 것이 아니고 간암이라는 병은 순전히 우리의 생활 가운데서 스스로 만들어 내고 있기 때문이다.

간장암이 생기는 원인은 대략 다섯 가지로 들 수 있다.

① 만성 간염 — 우리나라에 간염이 많다는 것은 누구나 다 아는 사실이며 그래서 B형 간염의 예방접종을 누구나 실시하려고 하는 것은 좋은 일이다. 간염을 제

때에 잘 치료하여 근절시키지 못하고 만성 간염이 되면 언젠가는 간경화증 또는 간암이 될 염려가 많다는 사실을 알아둘 필요가 있다.

간염이 완전히 치유되었다는 것을 확인하기 전에 음주, 과로 등을 하면 만성 간염이 된다. 완전히 치유되었다는 것은 혈청 검사를 하면 알 수 있다. 요즘 조금이라도 간염에 대해서 관심이 있는 사람이라면 GPT니 GOT니 하는 것을 모르는 사람이 없다. 그것들이 간기능이 회복되었는가를 알 수 있는 검사법이다. 두 가지가 다 간 세포, 또는 심근세포(GOT는 간세포와 심근세포 양쪽에 들어있다)에 들어있는 효소의 명칭이다. 간장이나 심장에 염증이나 심근경색증 등이 생기면 세포가 파괴되어 효소가 혈액 속으로 나오게 된다. 그러므로 GPT, GOT의 반응이 혈청 검사에서 크게 나타나면, 간장이나 심장근육 등에 현재 이상이 있다는 증거가 된다.

보통은 5~35단위 정도가 정상적이며 그보다도 많으면 무언가 병이 있다고 판정하지만 여러 가지 복합적인 조건이 있기 때문에 검사 결과의 판단은 전문가에 맡겨야 한다. 하여튼 그와 같은 검사결과 등에 의하여 완전히 간염이 치유되었다는 것을 확인한 다음에야 활동을 개시하여야 한다.

② 알콜성 간경화증 - 술을 좋아하는 사람에게 간경화증 또는 간암이 많이 생긴다는 것은 상식으로 되어 있다. 폭음, 과음을 하거나 안주 없이 술만 마신다거나,

매일 술을 마시는 등의 생활습성이 알콜중독, 간경화증, 간암 등을 발생시킨다.

일주일에 3일 간격을 두고 2회 정도는 괜찮지만, 매일 마시는 술이 나쁘다. 술을 많이 마시면 간이 부으면서 지방질이 간에 축적되어 지방간(脂肪肝)이 되는데, 지방간은 아직 걱정스러운 병은 아니지만, 지방간이 회복되기 전에 연거푸 술을 마시는 것은 매우 안 좋다.

이렇게 말하다보면, 반주(飯酒)를 즐기는 분들은 크게 충격을 받을 것이지만, 반주 정도는 저녁 밥상에서 매일 즐겨도 염려할 것이 없으니 안심하시라. 반주는 소주로 2~3잔 정도, 약주나 포도주 1컵 정도이어야지 너무 지나치면 반주가 아니다.

③ 약물 남용 — 약은 어떤 약이든 대부분 간에 대해서는 독물이기 때문에, 약을 자주 사용하면 간기능을 해친다. 가정주부들이 자율신경실조증 때문에 해열진통제를 계속 사용하는 분들은 약제성 간염 또는 간경화증이 될 수 있다.

항생제, 호르몬제 등도 간장에 해롭다. 생약으로 되어 있는 한방약은 괜찮은가 하면 생약 중에도 부자(附子) 등의 간장독이 있다는 사실을 알아야 한다. 하여튼 약은 어쩔 수 없어서 사용하는 것이지, 사용할수록 몸에 이롭다는 생각은 크게 잘못된 것이다.

④ 노심초사 — 근심걱정, 조바심, 번뇌 등이 심해지면 간기능이 파괴된다. 우리말의 표현에 '간이 마른다' '간

이 탄다' '애간장이 탄다' 등이 모두 노심초사에 의하여 간장에 병이 생기는 것을 말하는 것이다.

⑤ 간 디스토마 — 민물고기를 생식하여서 간에 디스토마 기생충이 생기면 간경화증 또는 간암이 되기 쉽다. 절대로 민물고기는 날로 먹지 못하는 것으로 알아야 하는데 우리는 대수롭지 않게 생각하는데 탈이 있는 것이다.

더욱이 요즘은 구충제가 좋은 것이 개발되어서, 맛나는 생선회를 즐기다가 만약 디스토마가 되면 약을 복용하여 떼면 되지 않느냐고 생각하는 사람들이 늘어가고 있다니 무서운 노릇이다.

이와 같은 다섯 가지 원인들을 생각하여 볼 때 우리나라에 간암 사망률이 많다는 사실은 무엇을 뜻하는 것일까를 깊이 반성해 볼 필요가 있다. 어느 것이고 다섯 가지 중에서 해당 사항이 있는가를 따질 필요가 있다.

### ● 약에 대한 올바른 이해가 건강 생활의 지혜

우리나라가 다른 것에서는 세계 문화국으로 손색이 없는데, 한 가지 시대착오적인 미신을 그대로 지니고 있는 것이 있어서 부끄럽기 짝이 없다.

그것은 바로 보약 숭상의 습성이다. 그와 같은 의식구조를 지니고 있으니까, 얼마든지 과학적 치료에 의하여 손쉽게 고칠 수 있는 병을 아직도 우리나라에서는 뿌리를 뽑지 못하는 것이 많은데 그 중의 하나가 결핵병이다. 특효약에 의해서 고치려고 하지 않고 보약으로 시간을 보내니까 그 렇게 된다.

우리 조상들의 속담에 "나랏님 약 없어 죽었나?" "무슨 보, 무슨 보하여도 식보가 제일이다." 등이 있는데도 불구 하고 오늘날에도 시대착오적인 보약 숭상의 망상에 사로잡 혀 있는 사람들이 많다. 그러니까 별의별 사이비 보약이니 건강식품이니 정력제니 하는 것이 잡초처럼 유행되고 있다. 옥석을 분별할 수 있는 식견을 지니는 것이 오늘날을 건강 하게 사는 생활의 지혜인 것이다.

특히 요즘 문제가 되는 것이 부신피질(副腎皮質) 호르몬 제를 비롯한 스테로이드 호르몬의 남용이다. 습진 등 완고 한 피부병이나 관절염 등의 신경통에 신기한 효과가 있는 것을 보고, 계속 사용하다가 몸을 송두리째 망치는 사례가 나타나고 있다.

최근 보도를 보면 소위 건강식품이나 생약제제 가운데도 그런 성분을 혼합하는 경우가 있다고 하니, 이것이 바로 간 접적인 살인행위가 아니고 무엇이겠는가.

'그 약을 복용하였더니 감쪽같이 신경통이 없어지고 얼굴 에 살이 오르면서 밥맛이 좋아졌다…'하는 경우에는 검토 해볼 필요가 있다. 부신피질 호르몬의 부작용으로 얼굴에 부종이 생겨서 살이 찐 것처럼 느껴진다. 심해지면 위궤양, 폐결핵, 당뇨병 등이 생기며 정신착란증마저 생기는 경우가 있다.

무슨 약이건 효과가 빨리 나타나는 약일수록 무서운 약 이라는 것을 알아야 한다. 귀에 쏙 들어오는 '감언이설' 뒤에 함정이 있듯이 효과가 빠른 약은 그만큼 무서운 부작용이 있다는 것을 알아야 한다.

  병이 생기면 원인을 따져서 고쳐야 하는데, 그와 같이 하여서 회복이 되려면 적어도 수개월이 걸린다는 사실을 알아야 한다. 체질이 바뀌려면 최소한 3개월 이상이 걸리기 때문이다.

## 병을 고치는 것이 아니라
## 환자를 고쳐야 한다

　요즘도 병이 팔자소관으로 생긴다고 생각하는 사람들이 있다. 그런 사람들은 무서운 병 이야기만 들으면 자기도 그런 병이 생길까봐 늘 걱정을 하게 마련이다. 그러나 병이라는 것은 결코 우연히 생기는 것이 아니라 뭔가 원인이 있어서 생긴다. 아직도 의학이 채 발달되지 못해서 원인을 모를 따름이지 원인 없이 생기는 병은 없다고 하여도 지나친 말은 아니다. 생긴 병을 고쳐주고 다시는 그런 병이 생기지 않게 하려면 원인을 없애주어야 한다.
　병의 치료법은 크게 나누어 두 가지가 있다. 두통이 심할 때에 원인이야 어떻든 따지지 않고, 진통제를 복용하여 두통을 멈추어 주는 방법이 있다. 약기운이 떨어져서 다시 통증이 생기면 또 다시 약을 먹어야 한다. 그러는 동안에 두통의 원인이 저절로 없어져서 병이 낫는 수도 있지만, 그와 반대로 진통제로 아픔을 멈추고 있는 동안에 병이 진행되어 일찍 손을 썼더라면 고칠 수 있었을텐데 시기를 놓쳐서 못 고치게 되는 경우도 있다. 그와 같이 증상만 일시적으로 멈추어 주는 치료법을 대증요법(對症療法)이라고 한다.

그와 반대로 시간이 걸리고 고통스럽더라도 철저하게 원인을 캐내어 원인을 제거하는 치료를 하여 병을 뿌리째 뽑아버리는 치료법을 원인요법이라고 한다. 원인요법이 근본적인 치료법이기 때문에 가장 바람직한 치료법인 것은 말할 나위도 없다. 그렇다면 대증요법은 전연 필요없는 것인가 하면 그렇게만 간단하게 말할 수 없는 경우도 있다.

예를 들자면 열이 너무 높게 나서 그냥 내버려두면 심장마비가 되어 생명이 위태롭게 느껴질 때는, 왜 열이 나는지 원인 탐색은 일단 멈추고라도 우선 해열제를 써서 급히 열을 내려주는 것이 필요하다. 그와 같은 판단은 환자 자신은 할 수 없고 전문가라야 할 수 있다.

열이 나면 해열제, 통증이 있으면 진통제, 기침이 나면 진해제(기침을 멈추는 약)…. 이런 식으로 생각하고 스스로 약을 먹는 것이 일반 사람들의 병에 대한 태도인데 대수롭지 않은 병이면 그래도 괜찮지만 뿌리가 있는 병이면 그와 같은 잔재주로는 병을 키워주는 결과가 된다.

과로(過勞)에 의하여 감기에 걸렸다면 휴식을 취하는 것이 무엇보다도 원인요법이 될 것이다. 또한 술을 과음하여 속이 쓰리고 아프면 술을 삼가하도록 하는 것이 무엇보다도 먼저 필요한 치료법이라고 할 수 있겠다. 그런데 일시적인 제산제(制酸劑)나 위장약을 복용하여 속이 개운하게 되었다고 계속하여 과음을 하면 드디어는 본격적인 뿌리 깊은 병이 되고 말 것이다.

옛날과 달라서 요즘은 병균의 감염에 의해서 생기는 감염병 시대는 지나가고, 성인병 시대로 되어가고 있다. 고혈압이니 뇌졸증, 심장병 등의 뇌동맥 및 순환기 계통의 병, 간장병, 당뇨병 등의 만성질환이 우리의 건강과 생명을 위협하는 시대로 되어가고 있다.

 이런 병들의 특징이 *언제 생겼는지 발병된 시기가 분명치 않다 *무슨 원인 때문에 생겼는지도 분명치 않으며 사람에 따라서 다르다 *한 가지 병만이 단독으로 생기는 것이 아니고 여러 가지 병이 복합적으로 생긴다 *일단 병이 생기면 완전히 고쳐서 원상회복을 할 수 없다 *병의 진행 속도와 경과 과정이 사람에 따라서 일정치 않다 등의 특징을 지니고 있다.

 이런 특징으로 미루어 보면 성인병은 약에 의해서 고칠 수 있는 병이 아니라 생활을 고쳐서 병의 진행속도를 느리게 하여 주면, 노안(老眼)이 되었을 때 돋보기를 끼고도 행복하게 생활할 수 있는 것과 마찬가지라고 할 수 있겠다. 그렇게 생각하지 않고 초조하게 생각하여 비관하면서 약물요법만으로 완전하게 증상을 없애려고 하니까 도리어 병의 진행속도를 촉진시켜주는 결과가 된다.

 요즘 통계적 관찰에 의하면 성인병이 그 사람의 성격 및 생활습성과 관계가 깊다는 것으로 알려지고 있다. 조급하고 심각하고 괴팍한 사람들에게 잘 생긴다는 것이다. 그렇다면 성인병 환자를 치료하기 위해서는 병 자체를 약의 힘으로 고치는 것만으로 치료를 해서 되는 것이 아니라 그 사람의 성격이나 생활습성의 결점을 파악하여 그것을 고쳐주도록

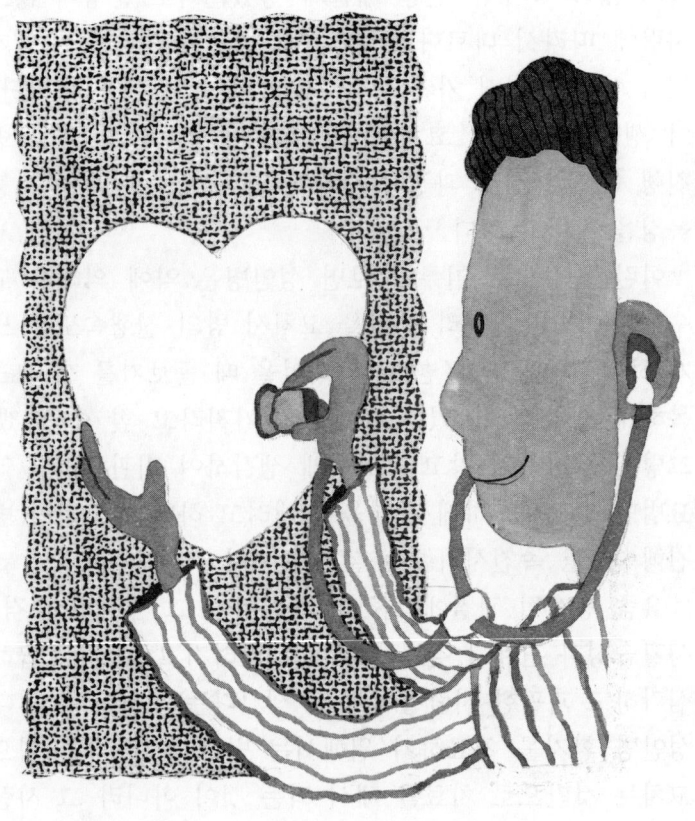

하는 것이 무엇보다도 필요하다.

병명과 증상만을 말하면 치료약을 구할 수 있을 것으로 생각하여 환자는 나타나지 않고 약만 구하러 다니는 것이 우리의 관습인데 그것은 올바르지 못하다. 그것은 병은 고치고 병자는 고치지 않는 것이며 그렇게 해서는 일시적인 대증요법은 될 망정 원인요법은 될 수 없는 것이다.

• 육체의 병보다 마음의 병을 고치는 것이 우선

인체의 기능과 구조를 생각할 때에 두 가지 사고방식이 있다. 하나는 인체를 부분적으로 분리하여 그 부분을 완전하게 해명하면 인체 전체를 합성할 수 있다고 생각하는 방식과 또 하나는 인체는 아무리 복잡한 부분으로 되어 있더라도 하나의 종합적인 기능을 위한 유기공동체(有機共同體)라고 보는 견해이다.

현대의학의 발전은 지금까지 정밀한 분석을 기초로 하고 있는데, 요즘 와서 느끼는 것은 부분적인 지식을 아무리 합쳐도 유기공동체인 생명의 원리는 알 수 없다는 것이다. 차라리 부분을 무시하고 사람을 전인적(全人的)으로 취급하는 편이 생명현상을 파악하는데 보다 접근하기 쉽다는 것을 느끼기 시작하고 있다.

또 한 가지 문제는 마음과 육체와의 관계인데, 심신상관의학(心身相關醫學)에 의하면 성인병의 약 70%는 마음에 의해서 생긴다는 말이 있다. 하여튼 마음이 그 만큼 건강에 영향을 준다는 것만은 틀림없는 사실이다. 현대과학이 이렇게 발달되어 있으면서도, 자발적으로 신바람이 나서 하는 일은 전연 피로하고 고단한 것을 모르는데 의무적으로 마지못해 하는 일은 왜 그렇게 힘이 드는지 그 이유를 모른다. 병이 생기는 것도 그렇다. 모든 일이 순조롭게 진행되고 마음이 즐거울 때에는 병이 생기지 않는데 우울하고 좌절감이 있을 때에는 기운이 팍 떨어지면서 병에 걸리기 쉽다. 암이 생긴 사람들은 암이 생길 무렵에 뭔가 좌절감이 생기는 정신적 고민이 있었다는 것이 관찰되고 있다.

병균의 침입에 의하여 생긴 급성 감염병이라면 몰라도 만성병인 감염병을 고치려면 무엇보다도 먼저 환자의 마음을 안정시키고 병을 고치겠다는 의욕을 북돋워주는 것이 필요하다. 그리고 성격이라든가 생활습성의 올바르지 못한 점을 고쳐나가도록 하면서 치료해 나가야 완전하게 병을 고칠 수 있다. 고약한 성격이나 괴팍한 습관을 그냥 놔둔 채 약만으로 병을 고치려고 하고, 또 그렇게 해서 병이 치료가 된다면 사람이란 정신이나 마음이 없는 하나의 고깃덩어리나 무기질로 되어 있는 기계장치에 불과하다는 결과밖에 안 될 것이다.

다시 한번 강조하거니와 육체의 병을 고치기 위해서는 우선 마음의 병부터 고쳐야 한다.

# 병과 마음

 사람처럼 모순된 존재는 없다. 건강하게 오래 살기를 원하면서도 한편으론 뻔히 몸에 해로운 짓을 하면서 건강을 해치고 수명을 단축시킨다. 미식(美食), 포식(飽食), 과음, 흡연, 운동 부족, 스트레스 등이 몸에 해로운 것을 알면서도 그만두지 못하는 게 바로 자살행위인 것이다.
 로마의 철학자 세네카가 "사람은 제 명(命)에 죽는 존재가 아니라 모두 자살해서 죽는 존재이다."라고 한 것도 바로 그런 뜻일 것이다.
 오색(五色)은 사람의 눈을 멀게 하고 오음(五音)은 사람을 귀멀게 하며 오미(五味)는 사람의 입을 현혹시킨다고 이미 노자가 갈파하였는데, 오늘날 우리가 문명이라고 하는 것이 바로 휘황찬란한 오색이요, 얼이 빠지게 소란한 오음이요, 간사한 다섯 가지 맛을 내는 첨가물 가공식품이며 천지가 아닌가. 그러므로 스트레스가 생기고 정신착란이 생기고 암이 생기는 것은 당연한 결과라고 할 수 있다.
 생명과 건강의 원리를 적은 『소문(素門)』이라는 원전을 보면 「이정변기론(移情變氣論)」 가운데에 다음과 같은 뜻의 글귀가 나온다.

"옛날 태고적에는 병이 생겨도 기도를 하여 정신적인 암시만 주어도 병자의 기분을 전환시켜서 병을 낫게 할 수 있었다고 들었는데, 요즘은 그런 것으로는 치료가 되지 않아 약으로 체내의 병을 쫓아내거나 심할 경우, 침이나 수술로 병을 제거하여야 되는 것은 무엇 때문인가. 그렇게 하여도 병이 반드시 치료되는 것도 아닌데…" 이와 같은 물음에 대하여 다음과 같이 대답하고 있다.

"태고적 인류는 새나 짐승들처럼 자연 가운데서 생활하며 추울 때는 몸을 활동시켜서 따뜻하게 하고, 더울 때는 응달에서 더위를 피하는 원시적인 생활을 하였다. 그러므로 오늘날처럼 개인적으로는 육친 간의 감정의 갈등도 없고, 대외적으로는 입신출세의 욕망 따위의 생각도 없이 그야말로 담백한 생활을 하였다. 세상 전체가 그랬으므로 병이 인체에 침입한다고 하여도 극히 표면에만 머물렀지 지금처럼 정신 피로와 아울러 신체 깊숙하게 침입하는 일은 거의 없었다. 그러므로 약이나 침이나 수술이 필요없었다. 그저 정신적인 암시만 주어서 기분을 전환시켜 주는 것만으로도 병이 치료되는, 옛날은 그와 같이 간단한 세상이었다고 할 수 있다.

그러나 오늘날의 세상은 그렇지 않다. 아주 복잡하게 되었기 때문에 정신적인 고뇌가 내장의 기능을 손상시키고, 육체적인 과로가 체력을 좀먹는다. 또 춘하추동 사계절의 양생법을 지키지 않고 무리를 하기 때문에 병이 신체 내부 깊숙이 침입하여 오장육부와 골수에까지 도달하게 된다. 그러므로 조그만 병도 증상이 맹렬하며 병이 심해지면 사망에까지 이르게 된다. 그러므로 신체 깊숙이 침입된 병을 기도만으로는 어쩔 수 없게 되는 것이다."

『삼략(三略)』이라는 책에 '유능제강 약능제강(柔能制剛 弱能制强)'이라는 말이 나오는데 천지만물이 생명력이 활발할 때는 유연한데 딱딱하게 굳어지면 생명력이 없어진다. 갓난아기는 전신이 유연하며 뼈도 연하기 때문에 그 좁은 엄마의 산도(産道)와 골반을 통하여 탄생이 될 수 있다. 그러므로 갓난아기는 높은 곳에서 떨어져도 다치지 않고 부러지지도 않는다.

아무 그릇에나 담는 대로 모양이 변하는 물(水)이 얼른 보기에는 천하에서 가장 유약한 것 같으나 결국은 물처럼 강한 것이 없지 않은가. 물 흐르듯이 집착하지 말고 살아가노라면 저절로 건강을 유지하면서 타고난 수명을 살 수 있을텐데 사람들은 딱딱하고 강한 것에서 건강을 찾다가 드디어 부러지고 만다. '상선약수(上善若水)'를 생활의 진리로 삼은 노자의 철학을 오늘날에 다시 되새겨볼 필요가 있다.

오늘날 병 중에서 가장 고약한 것이 암이라는 것은 말할 나위도 없다. 암이 왜 생기는가를 알아야 치료법도 찾아낼 수 있을텐데 아직도 생기는 원인이나 본태를 완전하게 알아내지 못하고 있다. 그러기에 합성물질 2만 5천종, 항생물질을 비롯한 천연물질 10만종을 추려보아도 아직 완전한 항암성 약제가 개발되지 못하고 있다. 왜 유전자를 구성하는 DNA[데옥시리보핵산]에 이상이 생기는가를 찾는 것이

암 연구의 근본인데, 물리적 또는 화학적 자극에 의하여 생기는 것 같기도 하고, 또는 바이러스의 감염에 의해서 생기는 것 같기도 하다는 잡다한 학설이 나오고 있으나 아직도 결정적인 단서를 잡지 못하고 있다.

요즘은 마음이나 성격이 암의 발생과 관련이 있으리라는 학설과 이에 대한 근거가 제시되기도 한다. 근심 걱정이 생겼을 때 그것을 공개적으로 발산시키지 못하고 혼자서 속을 썩이는 성격에서 암이 발생된다는 것이다. 그런 성격을 C형 성격(Type C personality)이라고 명명하는 사람도 있다. 일체 감정을 밖으로 나타내지 않고 모든 일에 부정적인 태도를 노출시키는 일이 전연 없는 성격이다. 그런 C형 성격의 사람에게 무언가 근심스러운 일이 생기면 은밀하게 속을 썩이고 태우다가 암이 생긴다는 것이다.

만약 사실이 그렇다면 우리의 말에 '속이 썩는다' '애를 태운다' '애간장을 태운다' '간이 마른다' 등의 표현이 모두 밖으로 발산시키지 못하는 노심초사(勞心焦思)를 표현한 말이다. 그와 동시에 '썩는다' '태운다' '마른다' 등의 표현이 바로 암이 생기는 것을 나타내는 것이라고 볼 수 있으며 우리 조상들은 벌써 옛날부터 암 발생이 '심인성(心因性)'임을 알고 있었던 것으로 볼 수 있다. 또 한방의학의 시조라고 할 수 있는 장중경(張仲景)의 『상새론(傷塞論)』을 보면 사람은 '오상(五常)'에 의하여 오장경락(五臟經絡)이 운영되는데 오상에 이상이 생기면 병이 생기는 법이다. 그런데 어떤 메카니즘에 의하여 그렇게 되는 것인지는 사람의 지혜로는 헤아릴 수가 없다는 글귀가 나온다.

오상이란 인·의·예·지·신(仁義禮智信)을 말하는 것이며 인륜오상이 흐트러지면 병이 생긴다는 것인데 인간의 마음이 제어(制御)를 잃으면 DNA도 변이가 생기는 것이 아닐까 생각된다. 왜 암의 전문가도 아닌 필자가 이런 문제에 관심을 지니고 있는가 하면 암을 위시하여 모든 병이 마음과 관계가 깊으므로 고민과 노심초사로 생명의 균형을 깨트리지 말고 물 흐르듯이 "무위자연 이무불위(無爲自然 而無不爲;일부러 꾸며서 하는 일 없이 순리대로 하면서도 할 일을 하지 않는 일도 없다.)"는 생활을 하는 것이 건강법의 기본이 되어야 할 것이 아닌가를 주장하고 싶어서이다.

마음으로 생긴 병이라면 마음으로 고칠 수도 있을 것이니 자연에 맡기면 암도 자연 면역이 생겨서 치유될 수 있는 가능성도 배제할 수 없을 것 아닌가.

### 홍문화 박사의 건강 장수법

1994년 8월 18일 초판인쇄
1994년 8월 24일 초판발행

지은이/홍문화
펴낸이/고병완
펴낸곳/도서출판 한강수

138-190 서울 송파구 석촌동 160-1
전화번호 421·3161
팩시밀리 420·3400
ISBN 89-85411-57-8
등록번호 제 22-133호(1992. 10. 27)

※ 잘못된 책은 바꾸어 드립니다.
값 5,000원